AF403969

PHARMACOPÉE

DE

MONTPELLIER,

OU

TRAITÉ SPECIAL

DE PHARMACIE,

Dans lequel on traite des préparations pharmaceutiques, en les considérant au point de vue scientifique ou philosophique, et au point de vue manuel ou pratique, et dans lequel on fait ressortir tout ce qui se rattache à l'art de rendre les médicaments agréables ; terminé par un formulaire de médicaments agréables ;

Par J.-P.-J. GAY,

PHARMACIEN, PROFESSEUR DE PHARMACIE A L'ÉCOLE SPÉCIALE DE PHARMACIE DE MONTPELLIER ; MEMBRE DE PLUSIEURS SOCIÉTÉS SAVANTES, ET L'UN DES RÉDACTEURS DU JOURNAL DE PHARMACIE DU MIDI,

OUVRAGE PUBLIÉ PAR LIVRAISONS.

Premier Volume. — Première Livraison.

On souscrit à Montpellier, chez l'auteur, à sa pharmacie, rue du Palais, et on paiera pour toute la France 8 francs, après avoir reçu les deux premières livraisons du 1er volume, et 7 fr. pour le 2e, après en avoir également reçu les 2 premières livraisons.

MONTPELLIER,

Imprimerie d'Isidore Tournel aîné, rue Fournarié, 10.

1844.

PHARMACOPÉE

DE

MONTPELLIER.

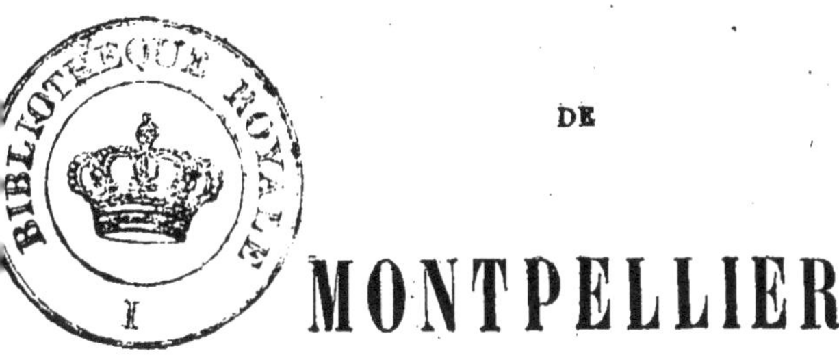

EXPOSITION

DU PLAN DE CET OUVRAGE.

Lorsque l'étude des sciences physiques et naturelles a été appliquée d'une manière plus rationnelle à l'art de préparer les médicaments, on a rejeté la distinction de cet art en pharmacie galénique et en pharmacie chimique, et on lui a substitué, bientôt après, celle de pharmacie *théorique* et de pharmacie *pratique*.

Cette distinction a été suivie, depuis Morelot jusqu'à ce jour, par la plupart des auteurs qui ont écrit des traités de pharmacie, quoique nous ayons considéré, il y a plus de dix ans, dans le *Journal de Pharmacie du Midi,* notre art *au point de vue philosophique* et *au point de vue pratique.*

Dans l'état actuel de nos connaissances pharmaceutiques, lorsque la science du pharmacien a fait tant de progrès, lorsque les pharmaciens ont tant contribué par leurs investigations à l'avancement de la chimie, doit-on perpétuer la distinction de pharmacie théorique et de pharmacie pratique ?

Que l'on considère la pharmacie au point de vue pratique, nous n'avons rien à objecter à cette manière de l'envisager : elle est rationnelle, chaque science a sa partie manuelle ; mais restreindre la pharmacie à des considérations théoriques pour tout objet scientifique, c'est la renfermer dans un cercle trop étroit, dans lequel elle ne peut plus se contenir.

En effet, la pharmacie, comme science, embrasse plus que la théorie des phénomènes qui ont lieu dans les opérations ; elle embrasse bien d'autres objets qui sont relatifs à la partie historique, à la nomenclature, à la classification des médicaments, aux régles et aux préceptes des opérations et aux divers modes à mettre en pratique, à l'exposition des propriétés physiques et chimiques, et aux emplois et aux usages des médicaments. Et même l'on doit comprendre dans la philosophie de la pharmacie les lois par lesquelles elle est régie. Mais ces lois doivent être traitées à part dans des ouvrages particuliers.

On a dit que la chimie était la science du pharmacien, et on a voulu considérer la pharmacie comme une science chimique ; mais nous estimons que l'on a eu tort de confondre ainsi la chimie avec la pharmacie, ou la pharmacie avec la chimie, parce que dans notre art tout n'est pas chimique. Il faut que le pharmacien soit, sans contredit, chimiste ; mais il faut de plus qu'il possède des connaissances profondes en physique et en histoire naturelle des drogues. Aussi, a-t-on dit avec beaucoup de sens, que la pharmacie est une continuelle application des sciences physiques et naturelles à la préparation des médicaments. Comme science, la pharmacie n'existe pas par elle-même ; elle est sous la dépendance des sciences que nous venons de nommer, que l'on a considérées à tort comme des sciences accessoires, et que nous regardons comme sciences fondamentales de la pharmacie.

D'autre part, dans les ouvrages de pharmacie où l'on distingue notre art en *théorique* et *pratique*, on traite à part d'un certain nombre de médicaments, que l'on désigne par l'épithète *chimiques* : on dit donc *médicaments chimiques*. Quant aux autres médicaments, on ne leur donne aucune désignation. Eh bien ! quel mal y aurait-il à les désigner sous le nom de médicaments galéniques ; car, faut-il bien ne pas confondre les pommades, les onguents, les poudres, les sirops, les électuaires, etc., avec les oxydes, les chlorures, les sulfures, les acides, les sels, les éthers, etc.

Aussi, M. Lecanu, qui a senti qu'il était nécessaire de distinguer ces sortes de médicaments, est revenu à l'ancienne division, et il a distingué la pharmacie en *pharmacie galénique* et en *pharmacie chimique*.

Quant à nous, en adoptant cette même division, nous n'avons point en vue de rétrograder, et nous considérons la pharmacie dans ces deux objets au point de vue philosophique et au point de vue pratique.

Nous fondons encore notre division de la pharmacie sur la chimie, en la considérant ce qu'elle est réellement dans toute son étendue.

L'action chimique s'effectue entre les molécules des corps, mais de deux manières différentes ; elle a lieu dans des proportions indéterminées et dans des proportions déterminées ou définies.

Par là nous sommes amené naturellement à apprécier l'action chimique dans ce qu'elle est véritablement et d'une manière qui n'est pas encore établie dans les livres où l'on traite de cette science.

Dans l'action des corps les uns sur les autres, il se passe des phénomènes chimiques, et ces phénomènes ont lieu quelquefois sans que les corps changent de nature et d'autrefois avec des changements dans leur nature intime.

Nous trouvons dans la première réaction l'action opérée par toute sorte de véhicules sur les substances organiques ; pour que cette action se manifeste, il faut employer un véhicule qui soit en rapport avec la nature des principes que l'on veut extraire ; aussi existe-t-il, dit-on, une affinité entre ces divers corps ; et c'est par cette affinité que l'action dissolvante de l'eau donne lieu à la solution des principes mucilagineux, gommeux, extractifs et salins ; que l'action de l'alcool et de l'éther se manifeste plus particulièrement sur les résines, les principes volatils, les alcaloïdes et la matière colorante.

Nous reconnaissons que cette première réaction se manifeste sur divers produits immédiats des corps, et l'eau dissout encore cette fois-ci les mêmes principes que nous venons de désigner, tout comme l'alcool et l'éther s'emparent des principes qui constituent la deuxième série.

Nous voyons encore que l'on peut facilement précipiter de leur soluté alcoolique les résines et le camphre, en y ajoutant de l'eau. Pour expliquer cette précipitation, ne dit-on pas que l'alcool ayant plus d'affinité pour l'eau avec laquelle il s'associe, abandonne les corps qu'il avait primitivement dissous.

Si les divers modes de réaction que nous venons d'énumérer appartiennent à la chimie, il faut bien en faire mention, il faut bien les distinguer et leur donner une place dans la pharmacie ; c'est donc d'après le concours de tous les moyens à mettre en œuvre que nous formons nos deux grandes divisions des médicaments. Ainsi, à notre première classe des médicaments galéniques nous assignons comme caractère d'être pris parmi les substances naturelles ou d'être fournis par ces mêmes substances, en leur faisant subir diverses modifications sans changer le plus ordinairement leur nature ; mais quelquefois en leur faisant éprouver toute autre modificaion pour déterminer un changement dans la nature des corps, comme cela a lieu dans quelques électuaires, comme cela se manifeste plus particulièrement dans la préparation de l'emplâtre simple.

Mais dans la plupart des circonstances, lorsque l'emplâtre simple est employé comme excipient des emplâtres composés, ceux-ci doivent être considérés comme des médicaments galéniques, étant formés de divers corps dont les proportions ne sont pas atomiques.

Enfin pour nous résumer, nous admettons dans les médicaments galéniques tous ceux que Baumé a compris dans ses *Éléments de pharmacie*, que l'on peut considérer comme un excellent ouvrage galénique.

Voilà notre première classe de médicaments établie : ce sont les médicaments dits galéniques.

Maintenant, pour former notre seconde classe de médicaments, nous en établissons les fondements sur l'action chimique-atomique, sur la combinaison des corps effectuée dans des proportions définies ou déterminées, et produisant des composés qui ont généralement des propriétés différentes de leurs composants.

Ainsi, nous comprenons dans les médicaments dits chimiques tous ceux qui doivent leur production à une réaction chimique-atomique, soit qu'elle s'effectue pour les extraire des corps qui les contiennent, soit qu'elle ait lieu pour les former.

Voilà nos deux classes de médicaments bien établies. Nous traiterons dans le premier volume des médicaments galéniques, et dans le second il sera question des médicaments chimiques.

PREMIER VOLUME.

DES MÉDICAMENTS DE LA PREMIÈRE CLASSE.

DES MÉDICAMENTS GALÉNIQUES.

Considérations préliminaires.

Définition de la pharmacie par divers auteurs. — Définition du mot médicament et de ses diverses désignations. — Définition du mot opération. — Des poids et mesures usités en pharmacie. — Évaluation pondérable des substances qu'on a coutume de prescrire dans les formules par gouttes, cuillerées, poignées, pincées. — De la balance. — Du poids d'un litre de divers liquides. —De la lotion ou lavage. —De la filtration.

De la nomenclature pharmaceutique. — Tableaux comprenant les divers systèmes de nomenclature.

Des opérations pharmaceutiques considérées au point de vue philosophique ou scientifique et au point de vue manuel ou pratique.

Ces opérations étant considérées sous ce double rapport, même pour obtenir les médicaments galéniques, sont étudiées d'une manière appropriée au but que nous nous proposons d'atteindre, qui consiste à ne point faire des pharmaciens de simples manipulateurs, des routiniers, mais des hommes instruits, dont le travail manuel doit être éclairé par le flambeau de la science.

Tout ce qui se rattache à la partie manuelle et scientifique des opérations donnant pour résultat des médicaments galéniques, se trouve réuni en neuf sections qui sont :

1° La collection.   6° L'extraction.

2° La conservation.   7° L'extracto-solution.

3° L'aptation.   8° La mixtion.

4° La division.   9° L'indution.

5° La solution.

En reprenant successivement et en particulier ces sections, nous donnons leur définition et nous indiquons quels sont les objets qu'elles embrassent.

1re SECTION. — *De la Collection.* — La collection a pour objet d'enseigner les moyens et les opérations à mettre en pratique pour choisir, ramasser, se procurer les matières premières ou drogues fournies soit par le règne organique, soit par le règne inorganique ; elle a pour but aussi la partie scientifique qui lui est inhérente.

Quelques considérations générales sur la collection ou la récolte des substances organiques. — Exposition préliminaire de l'état particulier des végétaux et des influences déterminées sur la végétation 1° par le climat ; 2° par les lieux et le sol ; 3° par l'exposition solaire ; 4° par la saison ; 5° par la culture. — Récolte des végétaux, de leurs divers organes, de leurs produits. — Récolte des matières animales et de leurs produits. — Récolte des substances inorganiques.

2e SECTION. — *De la Conservation.* — La conservation comprend les moyens et les opérations par lesquels on s'oppose plus ou moins longtemps à l'altération, non-seulement des matières premières ou drogues, mais encore de tout médicament plus ou moins composé ; elle a pour objet aussi la partie scientifique qui la concerne.

Quelques considérations générales sur la conservation. — Indication des procédés propres à conserver les substances organiques : 1° par dessiccation ; 2° par immersion dans différents liquides ; 3° par recouvrement avec des sels ; 4° par abaissement de la température ; 5° par application du calorique à l'aide du bain-marie ; 6° par mutisme. — Les autres moyens de conservation, que l'on peut mettre en pratique dans les diverses circonstances de la vie, ne doivent pas nous occuper, puisqu'ils appartiennent à la chimie.

3e SECTION. — *De l'Aptation.* — L'aptation est cette partie de la pharmacie qui a pour objet d'embrasser les opérations et les moyens par lesquels on dispose, on rend propres aux usages médicinaux certaines drogues, en les soumettant à la mondification et à la purification ; elle a aussi pour objet la partie scientifique qui la concerne.

La mondification comprend le criblage, le vannage et le triage. — Application aux végétaux entiers et à tous leurs organes. — Purification des diverses substances ; supplément à l'aptation.

4e SECTION. — *De la Division.* — La division est cette partie de la pharmacie qui a pour objet d'enseigner les opérations et les moyens par lesquels on parvient à détruire ou à rompre la cohésion des parties intégrantes des corps, en les réduisant en particules grossières, ou plus ou moins fines ; elle a aussi pour objet la partie scientifique qui la concerne.

Considérations générales sur la division. — 1° Division par section ; 2° division par rasion ; 3° division par épistation ; 4° division par quassation ; 5° division par dilution ; 6° division par porphyrisation ; 7° division par frottement ; 8° division par précipitation ; 9° division par la vapeur d'eau ; 10° division par l'air ; 11° division par fusion et agitation ; 12° division par cristallisation interrompue ; 13° division par pulvérisation. — Considérations générales sur la pulvérisation. — Règles générales de la pulvérisation. — Pulvérisation au mortier ; tamisation. — Pulvérisation au moulin. — Pulvérisation au couteau. — Pulvérisation au cylindre. — Bluttage.

Des poudres simples. — Considérations générales. — Poudre des végétaux entiers. — Poudre des racines, poudre des feuilles, poudre des bois, poudre des écorces, poudre des fleurs, poudre des fruits, poudre des graines et semences. — Poudre des substances animales. — Poudre des substances inorganiques.

5e SECTION. — *De la Solution.* — La solution a pour objet de renfermer les opérations et les moyens par lesquels on met en contact un corps-solide avec un corps liquide, et par une action réciproque des deux corps le corps solide disparaît sans éprouver d'altération ; elle a aussi pour objet la partie scientifique qui s'y rattache.

Considérations générales sur la solution. — Différence entre la solution et la dissolution. — L'eau gommée, l'eau camphrée, l'eau éthérée camphrée, etc.

Des eaux minérales. — Leur origine, leur formation dans le sein de la terre. — Division des eaux minérales en eaux salines, acidules-gazeuses, ferrugineuses et sulfureuses. — Caractères de ces eaux, et moyens de les reconnaître. — Préparation des eaux minérales artificielles. — Nous indiquons les propriétés médicinales de tous les médicaments compris dans la solution,

6° SECTION. — *De l'Extraction.* — L'extraction a pour objet de renfermer les opérations et les moyens par lesquels on isole, on sépare, on retire certains principes des corps ; elle a pour objet aussi la partie scientifique qui la concerne,

De la pulpation. — Considérations générales sur les pulpes.

MM. Henry et Guibourt admettent cinq procédés généraux: 1° par rasion ; 2° par épistation ; 3° par macération ; 4° par coction ; 5° par coction et épistation. Nous ajoutons un 6° mode : par l'emploi des poudres.

Des sucs. — Considérations générales sur les sucs. — Nous les divisons en sucs aqueux, huileux et résineux. — Extraction des sucs aqueux. — Clarification des sucs aqueux et leur conservation.

Sucs huileux. — On les distingue en sucs huileux fixes et en sucs huileux volatils. — Propriétés physiques et chimiques des huiles fixes. — Extraction des huiles non siccatives. — Extraction des huiles siccatives. — Extraction des huiles concrètes.

Falsification des huiles fixes et moyens de la reconnaître.

Extraction de quelques huiles volatiles. — Extraction des huiles animales.

Des fécules. — Quelques considérations générales sur les fécules. —Extraction des fécules. —Falsification de l'amidon, moyen de la reconnaître.

Du petit-lait, du petit lait artificiel.

De l'action des divers véhicules sur les matières végétales et animales. — Considérations générales sur cette action. — Macération, digestion, infusion, décoction. — Macération, les divers cas où l'on doit l'employer. — Règles générales sur la macération. — Macération par la méthode ordinaire ; macération par intermittence ou par le procédé de Cadet ; macération par la méthode de déplacement. — Digestion. — Infusion. — Décoction : tisanes, apozèmes, bouillons.

Des vins médicinaux. — Considérations générales sur la préparation des vins médicinaux. — Règles générales pour les bien préparer. — Vins par macération. — Vins par addition. — Vins par fermentation. — Conservation des vins.

Bière. — Bières médicamenteuses : bière antiscorbutique. — Conservation des bières.

Vinaigres. — Vinaigres médicamenteux. — Conservation des vinaigres.

Teintures alcooliques. — Considérations générales sur les teintures. — Des teintures proprement dites. — Des teintures avec addition d'un acide. — Teinture avec addition d'un alcali. — Teintures avec différentes substances organiques. — Deux modes de préparation : 1° par solution, 2° par macération. — Alcoolatures. — Teintures éthérées. — Ratafias.

Huiles médicinales. — Considérations générales sur ces huiles. — Règles générales pour les préparer. — Conservation des huiles médicinales.

Distillation. — Considérations générales. — Considérer la distillation : 1° quant aux moyens ou appareils avec lesquels on l'opère ; 2° quant à l'application de la chaleur ; 3° quant aux principes sur lesquels elle repose. — Règles générales sur la distillation. — Distillation des plantes dites inodores par le procédé du Codex, par l'appareil d'Henry, par l'appareil de Soubeiran, par l'appareil de Gay, par l'appareil du professeur Duportal. — Avantages et inconvénients attachés à chacun de ces appareils. — Distillation des plantes odorantes. — Distiller à feu nu les eaux dont l'odeur est très-forte et peu susceptible d'être altérée par l'action directe du calorique. Ces eaux distillées sont celles d'absinthe, d'anis, de laurier-cerise, de rhue, de roses, de cannelle, de menthe, de cochléaria, de cresson, de raifort. — Distiller à la vapeur celles dont l'odeur est plus délicate, comme toutes les eaux dites inodores (1), et celles de fleurs d'oranger, de houblon, de matricaire, de mélisse, de sureau, de tilleul, de feuilles d'amandier et de pêcher, d'amandes amères. — Théorie de la distillation. — Propriétés des eaux distillées. — Eaux factices. — Procédé pour les préparer et moyen de les reconnaître. — Altération des eaux distillées : leur conservation.

Distillation pour obtenir les huiles volatiles plus légères que l'eau et celles plus pesantes. — Distillation des résines liquides

---

(1) Nous préparons l'eau de laitue à feu nu et à la vapeur tout à la fois.

pour obtenir leur huile volatile. — Rectification des huiles volatiles. — Propriétés des huiles volatiles. — Leur nature. — Leur falsification et moyens de la reconnaître.

Distillation des vins. — Partie historique. — Appareils anciens et modernes. — Distillation par l'appareil ordinaire pour obtenir l'alcool. — Rectification de l'alcool et alcool absolu. — Appréciation des divers degrés de l'alcool. — Pesanteur spécifique des liquides. — Aréomètres de Baumé , de Cartier , de Gay-Lussac.

Des alcoolats. — Considérations générales. — Règles générales pour les préparer. — Alcoolats simples et alcoolats composés. — Alcoolats par solution : eau de Cologne. — Propriétés des alcoolats et leur conservation.

Des extraits. — Considérations générales sur les extraits.— Règles générales sur la préparation des extraits. — Concentration des extraits : 1° à feu nu; 2° au bain-marie ; 3° à l'étuve ; 4° à la vapeur d'eau ; 5° en chauffant et opérant en même temps le vide. — Extraits avec le suc des végétaux. —Extraits par l'intermède de l'eau.—Extraits par l'intermède d'un acide. — Extraits par l'intermède du vin. — Extraits par l'intermède de l'alcool. — Extraits par l'intermède de l'éther. — Conservation des extraits.

7° Section.— *De l'Extracto-solution.*— L'extracto-solution a pour objet d'enseigner les opérations et les moyens par lesquels on obtient divers véhicules pour les associer à une matière sucrée et former des sirops, des mellites, ainsi que des gelées officinales ; elle a pour objet aussi la partie scientifique la concernant.

Des sirops. — Origine des sirops ; étimologie du mot sirop. — Partie historique ; classification. — Élection du sucre. — Sirop de sucre. — Sirops médicamenteux. — Sirop de sucre : 1° sirop préparé par solution ; 2° sirop préparé par solution et décoloration ; 3° sirop préparé par coction et clarification ; 4° sirop préparé par coction et décoloration. — Filtration. — Cuisson du sirop. — Sirops médicamenteux : 1° sirops par simple addition; 2° sirops par addition et concentration ; 3° sirops par concentration et décuisson ; 4° sirops par simple solution ; 5° sirops par concentration ; 6° sirops par concentration et clarification ; 7° sirops par mixtion ou par mélange de deux sirops, l'un préparé par solution et l'autre par concentration; 8° sirops préparés avec certains fruits et le sucre ; 9° sirops préparés avec certaines matières animales et le sucre. — Altération et conservation des sirops.

Des mellites. —Considérations générales. — Sirop de miel, sirop de miel décoloré. — Mellite avec les sucs des plantes; mellites avec les infusés. — Mellites composés. — Conservation des mellites.

Des gelées. — Considérations générales sur les gelées.— Préparation des gelées de matières végétales.

8° Section. — *De la Mixtion*. — La mixtion a pour objet d'enseigner les opérations et les moyens par lesquels on modifie les matières premières ou drogues, en les mêlant et leur donnant différentes formes; elle a pour objet aussi la partie scientifique qui la concerne.

Des marmelades. — Considérations générales sur les marmelades. — Préparation des marmelades.

Des électuaires. — Définition des électuaires. — Considérations générales sur les électuaires.— Règles générales sur la préparation des électuaires. — Électuaires simples ; électuaires composés. — 1° Électuaires simples. — Conserves avec la poudre. — Conserves avec le fruit. — Conserves avec les plantes. — 2° Électuaires composés. — Altération et conservation des électuaires.

Des pâtes. — Considérations générales sur les pâtes.— Pâtes sans albumine ; pâtes avec albumine. — Divers chocolats.

Des tablettes ou pastilles. — Considérations générales sur les tablettes. —Règles générales sur leur préparation.— Tablettes avec mucilage ; tablettes par la fusion du sucre.

Des Olœo-saccharum. — Olœo-saccharum d'anis, de citron, d'orange, de cédrat, de bergamotte.

Des Pilules. — Considérations générales sur les pilules. — Des pilules simples et des pilules composées.

Des potions. — Des mixtures. — Des juleps. — Des loochs ordinaires. —Des émulsions. — Des loochs blancs.— Des gelées magistrales. — Des gargarismes. — Des fomentations. — Des lotions. — Des injections. — Des collyres.

9° SECTION. — *De l'Indution.* — L'indution a pour objet d'enseigner les opérations et les moyens par lesquels on prépare divers médicaments qui sont appliqués à l'extérieur et qui sont quelquefois étendus sur divers tissus ou sur du papier ou de la peau blanche.

Des liniments. — Liniment ammoniacal , liniment calcaire, liniment narcotique , liniment savonneux , liniment savonneux hydrosulfuré , baume opodeldoch.

Des escharotiques. — Trochisques escharotiques , trochisques escharotiques de minium. — Poudre escharotique arsenicale , miel escharotique , mixture cathérétique.

Cataplasme émollient , cataplasme avec fécule , cataplasme résolutif, cataplasme maturatif , cataplasme de moutarde.

Vésicatoires officinaux , vésicatoires magistraux. — Écussons. — Épithèmes.

Des cérats. — Des cérats simples et composés.

Des pommades. — Considérations générales sur les pommades. — Pommades par mélange ; pommades par macération ; pommades par décoction ; pommades par action chimique.

Des onguents. — Considérations générales sur les onguents. — Préparation des onguents.

Des emplâtres.— Considérations générales sur les emplâtres — Règles générales sur les emplâtres. — Emplâtres sans oxyde de plomb. — Emplâtres avec oxyde de plomb.

Papier à cautère, papier vésicant, toile de mai , sparadrap commun , sparadrap de colle de poisson, taffetas vésicant.

Bougies ordinaires , bougies de gomme élastique , sondes en gomme élastique , et tous les objets en gomme élastique.

DEUXIÈME VOLUME.

DES MÉDICAMENTS DE LA DEUXIÈME CLASSE.

DES MÉDICAMENTS CHIMIQUES.

Nous comprenons dans les médicaments chimiques ceux qui doivent leur production à une action chimique-atomique, soit qu'elle s'effectue pour les former, soit qu'elle ait lieu pour les extraire des corps complexes qui les recèlent.

Ainsi, il est évident que pour opérer avec connaissance de cause et d'une manière fructueuse, il faut savoir comment on peut mettre en jeu l'action chimique; il faut donc que le pharmacien étudie tout ce qui est afférent à cet objet. Considérant donc la chimie sous ce point de vue, nous exposons premièrement des considérations préliminaires qui se rapportent :

à l'attraction   à la chimie atomique
et   et à la
à l'affinité,   loi des équivalents.

Nous disons encore quelques mots sur la nomenclature chimique.

Après l'exposé de ces considérations préliminaires, nous abordons l'étude des corps constituant les diverses séries de médicaments dont nous avons à nous occuper, et nous traitons:

PREMIÈREMENT. DES CORPS SIMPLES.

1° De l'oxygène.	7° De l'iode.
2° Du soufre.	8° Du fer.
3° Du phosphore.	9° Du cuivre.
4° Du carbone.	10° Du mercure.
5° Du chlore.	11° De l'argent.
6° Du brôme.	12° De l'or.

Après avoir étudié ces corps, nous passons aux *corps composés*, et nous traitons :

DEUXIÈMEMENT. DES CORPS BINAIRES.

13° Des sulfures.
14° Des chlorures
15° Des brômures.

16° Des iodures.
17° Des cyanures.

TROISIÈMEMENT. DES BASES.

18° Des oxydes métalliques.
19° De l'ammoniaque.

20° Des alcaloïdes.

QUATRIÈMEMÉNT. DES ACIDES.

21° Des oxacides.

22° Des hydracides.

CINQUIÈMEMENT. DES SELS AMPHIDES.

23° Des sels formés par la combinaison d'un oxacide avec une oxybase.

24° Des sels formés par la combinaison de deux corps binaires, l'un jouant le rôle d'acide et l'autre celui de base.

SIXIÈMEMENT. DES SAVONS.

25° Des divers savons médicinaux et savonules.

SEPTIÈMEMENT. DES ÉTHERS.

26° Des éthers du 1ᵉʳ genre.
27° Des éthers du 2ᵉ genre.
28° Des éthers du 3ᵉ genre.

HUITIÈMEMENT. DES CORPS PYROGÉNÉS.

29° Des produits obtenus par la distillation de la corne de cerf.
30° Des produits obtenus par la distillation du succin.
31° Des produits obtenus par la distillation de la soie.
32° Des produits obtenus par la distillation du goudron.

Reprenons les principaux titres que nous venons d'énumérer, et donnons à chacun d'eux le développement qui lui convient.

CORPS SIMPLES.

De l'oxygène. 1° Son histoire ; 2° les divers états sous lesquels il existe dans la nature ; 3° ses diverses dénominations ; 4° ses divers modes d'extraction ; 5° ses propriétés physiques et chimiques ; 6° ses usages dans les arts, en médecine et en pharmacie.

Les divers corps simples qui composent la première série des médicaments sont étudiés sous ces divers rapports.

CORPS COMPOSÉS.

Les corps composés sont étudiés d'une manière générale et d'une manière spéciale.

DES SULFURES.

Étudiés d'une manière générale : 1° partie |historique ; 2° diverses dénominations ; 3° divers modes de préparation ; 4° propriétés physiques et chimiques ; 5° usages dans les arts, la médecine et la pharmacie.

Sont étudiés d'une manière spéciale sous les mêmes points de vue,

> Le sulfure de potassium,
> Le sulfure de sodium,
> Le sulfure de calcium,
> Le sulfure d'antimoine,
> Le sulfure de fer,
> Le sulfure de mercure noir,
> Le sulfure de mercure rouge.

DES CHLORURES.

Étudiés d'une manière générale : 1° partie historique ; 2° diverses dénominations ; 3° divers modes de préparation ; 4° propriétés physiques et chimiques ; 5° usages dans les arts, la pharmacie et la médecine.

Sont étudiés d'une manière spéciale et sous les mêmes points de vue,

> Le chlorure de potassium,
> Le chlorure de sodium,
> Le chlorure de calcium,
> Le chlorure d'antimoine,
> Le chlorure ferreux,
> Le chlorure ferrique,
> Le chlorure stanneux,
> Le chlorure stannique,
> Le chlorure mercureux,
> Le chlorure mercurique,
> Le chlorure d'argent,
> Le chlorure d'argent ammoniacal,
> Le chlorure d'or,
> Le chlorure d'or et de sodium,
> Le chlorure de fer et de sel ammoniac,
> Le chlorure de mercure et d'ammoniaque.

DES BRÔMURES.

Étudiés d'une manière générale.
Est étudié d'une manière spéciale,

> Le brômure de potassium.

DES IODURES.

Étudiés d'une manière générale.
Sont étudiés d'une manière spéciale sous les mêmes points de vue,

> L'iodure de soufre,
> L'iodure d'arsenic,
> L'iodure de fer,
> L'iodure de potassium,
> L'iodure mercureux,
> L'iodure mercurique,
> L'iodure de plomb,
> L'iodure d'or.

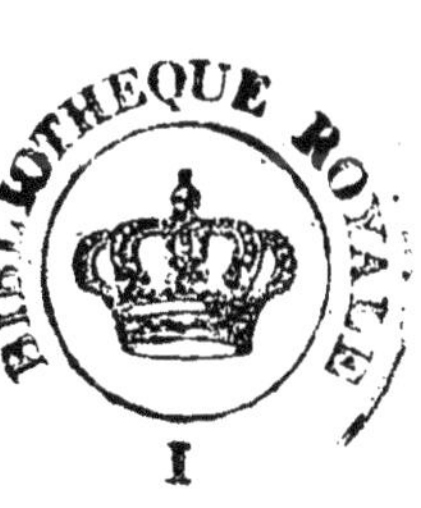

DES CYANURES

Étudiés d'une manière générale.
Sont étudiés d'une manière spéciale,

> Le cyanure de potassium,
> Le cyanure de zinc,
> Le cyanure de mercure,
> L'oxydo-cyanure de mercure,
> Le cyanure d'argent,
> Le cyanure d'or,
> Le cyanure ferroso-potassique,
> Le cyanure ferrico-potassique,
> Le cyanure ferroso-ferrique hydraté.

DES BASES BINAIRES, OXYDES MÉTALLIQUES.

Étudiés d'une manière générale.
Sont étudiés d'une manière spéciale,

> L'oxyde d'antimoine sublimé (proto),
> L'oxyde d'antimoine précipité (proto),
> L'oxyde cuivreux,
> L'oxyde cuivrique,
> L'oxyde ferreux,
> L'oxyde ferrique,
> L'oxyde ferrique humide,
> L'oxyde ferrique hydraté,
> L'oxyde ferroso-ferrique,
> L'oxyde de plomb (proto) demi-vitreux,
> L'oxyde rouge de plomb,
> L'oxyde de mercure rouge,
> L'oxyde de mercure gris,
> L'oxyde de potassium,
> L'oxyde de sodium,
> L'oxyde d'argent,
> L'oxyde d'or par la potasse,
> L'oxyde d'or par la magnésie,
> L'oxyde d'or par l'étain.

DE L'AMMONIAQUE, DES ALCALOÏDES

Étudiés d'une manière générale.
Sont étudiés d'une manière spéciale,

     L'ammoniaque,
     La morphine,
     La codéine,
     La narcotine,
     La quinine,
     La cinchonine,
     La strychnine,
     La brucine,
     La vératrine,
     L'aconitine,
     L'atropine,
     La daturine,
     L'hyosciamine,
     La cicutine,
     La solanine,
     L'émétine médicinale.

DE QUELQUES AUTRES PRINCIPES IMMÉDIATS NON ALCALINS.

     L'asparagine.
     La caféine.
     Le pipérin.
     L'urée.
     L'osmazôme.

DES ACIDES, DES OXACIDES ET HYDRACIDES.

Étudiés d'une manière générale.
Sont étudiés d'une manière spéciale,

     L'acide sulfurique,
     L'acide sulfureux,
     L'acide nitrique,
     L'acide hypo-nitrique,
     L'acide carbonique,

L'acide phosphorique,
L'acide borique,
L'acide oxalique,
L'acide acétique (1),
L'acide citrique,
L'acide tartrique,
L'acide tannique,
L'acide chlorhydrique,
L'acide iodhydrique,
L'acide sulfhydrique,
L'acide cyanhydrique,
L'eau régale.

DES SELS. — DES SELS QUE L'ON OBTIENT EN COMBINANT LE CHLORE AVEC UN ALCALI.

Du chlorite de chaux.
Du chlorite de potasse.
Du chlorite de soude.

DES SELS FORMÉS PAR LA COMBINAISON D'UN OXACIDE AVEC UNE BASE.

Étudiés d'une manière générale, et d'une manière particulière.

DES SULFATES.

Étudiés d'une manière générale.
Sont étudiés d'une manière particulière,
Le sulfate de potasse,
Le sulfate de soude,
Le sulfate de magnésie,
Le sulfate de chaux,

---

(1) En nous occupant de l'acide acétique, nous parlons de la fermentation acétique.

Le sulfate de fer (proto),
Le sulfate de fer (sesqui),
Le sulfate de cuivre,
Le sulfate de zinc,
Le sulfate de mercure (proto),
Le sulfate de mercure (deuto),
Le sulfate de morphine,
Le sulfate de cinchonine,
Le sulfate de strychnine,
Le sulfate de potasse et d'alumine,
Le sulfate de potasse et d'ammoniaque,
Le sulfate de cuivre ammoniacal.

DES SULFITES.

Étudiés d'une manière générale.
Sont étudiés d'une manière spéciale,
Le sulfite de potasse,
Le sulfite de soude,
Le sulfite de chaux.

DES NITRATES.

Étudiés d'une manière générale.
Sont étudiés d'une manière spéciale,
Le nitrate de potasse,
Le nitrate de soude,
Le nitrate de baryte,
Le nitrate de chaux,
Le nitrate d'ammoniaque,
Le nitrate de plomb,
Le nitrate mercureux,
Le nitrate mercurique,
Le nitrate d'argent,
Le nitrate d'argent ammoniacal,
Le nitrate ammoniaco-mercuriel.

DES CARBONATES.

Etudiés d'une manière générale.
Sont étudiés d'une manière spéciale,
      Le carbonate de potasse (proto),
      Le carbonate de potasse (bi),
      Le carbonate de soude (proto),
      Le carbonate de soude (bi),
      Le carbonate de baryte,
      Le carbonate de chaux,
      Le carbonate de fer (sous),
      Le carbonate de plomb,
      Le carbonate de zinc.

DES PHOSPHATES.

Étudiés d'une manière générale.
Sont étudiés d'une manière spéciale,
      Le phosphate de soude,
      Le phosphate de chaux,
      Le phosphate de plomb,
      Le phosphate d'ammoniaque,
      Le phosphate de soude et d'ammoniaque.

DES BORATES.

Étudiés d'une manière générale.
Est étudié d'une manière spéciale,
      Le borate de soude.

DES OXALATES.

Étudiés d'une manière générale.
Sont étudiés d'une manière spéciale,
      L'oxalate de potasse (quadri),
      L'oxalate d'ammoniaque.

DES ACÉTATES.

Étudiés d'une manière générale.
Sont étudiés d'une manière spéciale,
 L'acétate de potasse,
 L'acétate de soude,
 L'acétate de cuivre,
 L'acétate de plomb cristallisé,
 L'acétate de plomb (sous),
 L'acétate de mercure (proto),
 L'acétate de mercure (deuto),
 L'acétate de morphine,
 L'acétate de quinine,
 L'acétate de cuivre ammoniacal.

DES TARTRATES.

Étudiés d'une manière générale.
Sont étudiés d'une manière spéciale,
 Le tartrate de potasse,
 Le tartrate de potasse (bi),
 Le tartrate de potasse et de soude,
 Le tartrate de potasse et de fer,
 Le tartrate de potasse et d'antimoine,
 Le tartrate de plomb,
 Le tartrate de mercure,
 Le tartrate boro-potassique.

DES SELS DANS LESQUELS L'OXYGÈNE EST REMPLACÉ PAR UN AUTRE CORPS SIMPLE.

Étudiés d'une manière générale.
Sont étudiés d'une manière spéciale,
 Le sulfhydrate de potasse,
 Le sulfhydrate de potasse (bi),
 Le sulfhydrate de soude,
 Le sulfhydrate de soude (bi),
 Le sulfhydrate d'ammoniaque,
 Le sulfhydrate de sulfure d'ammoniaque.

DES SAVONS.

Étudiés d'une manière générale.
Sont étudiés d'une manière spéciale,
    Le savon amygdalin,
    Le savon de moëlle de bœuf,
    Le savon de résine,
    Le savon de Starkey,
    Le savon d'ammoniaque.

DES ÉTHERS.

Étudiés d'une manière générale (1).
Sont étudiés d'une manière spéciale,
    Pour le premier genre, l'éther sulfurique ;
    Pour le deuxième genre, l'éther chlorhydrique ;
    Pour le troisième genre, l'éther nitreux et l'éther
    acétique.

DES CORPS PYROGÉNÉS.

Étudiés d'une manière générale.
Sont étudiés d'une manière spéciale,
Les produits obtenus pour la distillation de la corne de cerf,
Les produits obtenus pour la distillation du succin,
Les produits obtenus pour la distillation de la soie,
Les produits obtenus pour la distillation du goudron.

FORMULAIRE DES MÉDICAMENTS AGRÉABLES.

Ce formulaire se compose d'une introduction et d'une
infinité de formules de ces sortes de médicaments.

Dans cette introduction qui est très étendue, nous indiquons
les divers moyens que les anciens mettaient en pratique pour
adoucir, corriger les médicaments trop actifs, pour masquer

---

(1) On traite ici de l'alcool considéré chimiquement et l'on s'occupe de la fermentation alcoolique.

et châtrer la saveur désagréable de certains autres, enfin pour conserver dans leur état naturel certaines substances.

Nous faisons aussi mention des moyens qui dérivent de nos connaissances actuelles, pour les appliquer à l'art de rendre les médicaments agréables.

Dans cette introduction, nous avons cherché à démontrer combien il serait avantageux pour les malades que les médecins aient recours autant que possible à des médicaments agréables.

Considérant que la connaissance des divers modes d'administration auxquels le médecin peut recourir pour appliquer les médicaments aux différentes maladies, peut être d'une grande utilité pour faire de la médecine agréable, nous exposons d'une manière succincte comment on peut faire cette application à notre économie, et employer les ressources que la médecine offre au médecin ; ainsi nous parlons :

1° De l'application à l'intérieur des médicaments, ou de la méthode la plus ordinaire de les administrer ;

2° De leur application à l'extérieur pour agir seulement localement ;

3° De leur application par injection ;

4° De leur application par la méthode iatraleptique ;

5° De leur application par la méthode endermique ;

6° De leur application par inoculation ;

7° De leur application par le moyen des bains, soit liquides, soit à la vapeur ;

8° De leur application par la méthode homœopathique.

Nous terminons cette introduction en rapportant les règles formulées par M. Virey sur l'art de rendre les médicaments agréables.

Nous donnons ensuite la description des diverses formules, au moyen desquelles on obtient les médicaments agréables ; nous les présentons successivement d'après l'ordre alphabétique. Nous faisons les observations qui peuvent ressortir de chaque série de médicaments dont nous nous occupons.

CONSIDÉRATIONS PRÉLIMINAIRES.

Ces considérations se rapportent aux objets suivants; — Définition de la pharmacie par divers auteurs. — Définition du mot médicament et de diverses désignations. — Définition du mot opération. — Des poids et mesures usités en pharmacie. — Évaluation pondérale des substances qu'on a coutume de prescrire dans les formules, par gouttes, cuillerées, poignées, pincées. — De la balance, poids d'un litre de divers liquides. — De la lotion ou lavage. — De la filtration.

Nous terminons ces considérations préliminaires en traitant de la nomenclature pharmaceutique.

DÉFINITION DE LA PHARMACIE PAR DIVERS AUTEURS.

En remontant seulement jusqu'à Baumé, nous voyons que ce pharmacien a dit que la pharmacie consistait dans l'art de *connaître*, de *choisir*, de *préparer* et de *mêler les médicaments*.

Cette définition pouvait être bonne au temps de ce pharmacien, mais aujourd'hui elle est défectueuse en ce que, si on veut qu'une définition comprenne tous les modes généraux opératoires, il n'est point question dans celle-ci de la division ni de l'extraction, et l'on ne fait nullement mention des opérations de chimie.

Carbonell, dans ses *Éléments de pharmacie*, où brille un esprit philosophique, définit la pharmacie une science qui consiste dans la préparation des médicaments. — Cette définition est très succincte; elle a été adoptée par ce pharmacien parce qu'il comprenait dans le mot préparation tout ce qui a trait aux diverses opérations propres à obtenir les médicaments. On voit qu'il considère la pharmacie comme une science.

Dans la deuxième édition, Carbonell dit que la pharmacie-science a pour objet la préparation et la *conservation* des médicaments. Par cette addition, Carbonell n'a pas complété la définition de la pharmacie ; nous verrons bientôt comment on peut définir d'une manière plus rationnelle l'art de préparer les médicaments.

M. Virey, dans ses *Éléments de pharmacie théorique et pratique*, revient à l'ancienne définition, et il considère la pharmacie comme un art qui s'occupe de la connaissance, de la préparation, de la mixtion et de la combinaison des médicaments. — On peut faire à cet auteur le même reproche qui a été adressé à Baumé, et on doit de plus lui dire qu'il a eu tort de considérer la combinaison comme un mode général opératoire, puisque l'on effectue par une infinité de modes différents les opérations de chimie, au moyen desquelles on obtient les médicaments qu'on a nommés chimiques.

M. Caventou, dans son *Traité élémentaire de pharmacie théorique*, considère la pharmacie comme l'art qui apprend à préparer les médicaments, et il distingue ensuite la pharmacie en deux parties : la première, ou *pharmacie organique.*, traite de l'extraction et de la préparation de tous les médicaments qui ont pour base principale les produits des deux règnes organisés, les végétaux et les animaux. Il divise celle-ci en *pharmacie botanique* qui se rapporte aux premiers, et en *pharmacie zoologique* qui traite des derniers. — La seconde, ou *pharmacie inorganique*, comprend toutes les préparations simples ou composées faites avec les minéraux.

Cette manière d'étudier au point de vue scientifique la pharmacie, n'a point été suivie par aucun autre auteur ; elle nous semble n'être pas en harmonie avec les faits, attendu qu'il y a un grand nombre de préparations pharmaceutiques qui admettent, dans leur composition, tout à la fois des substances organiques et inorganiques. D'ailleurs la pharmacie ne doit pas être étudiée comme la chimie ; c'est principalement sur les divers modes opératoires que le pharmacien pratique, que l'on doit fonder la classification des médicaments.

MM. Chevallier et Idt disent que la pharmacie consiste dans l'application des sciences physiques et naturelles à la préparation et à la conservation des médicaments. — Cette définition nous paraît bonne, parce que, selon nous, la pharmacie comme science n'existe pas par elle-même, le pharmacien ne cessant de faire une application de la physique, de la chimie et de l'histoire naturelle des drogues à la préparation des médicaments. Aussi ces sciences, que l'on appelle accessoires, nous les considérons comme formant la base de la science pharmaceutique.

Nous aurons peu de chose à ajouter à la définition de MM. Chevallier et Idt, en l'adoptant.

MM. Henry et Guibourt définissent la pharmacie, l'art de préparer les médicaments, définition qui, ce nous semble, ne concorde point avec le titre de leur ouvrage, appelé *Pharmacopée raisonnée*, ou *Traité de pharmacie théorique et pratique*.

M. Soubeiran dit dans la préface de sa première édition: La pharmacie est, en effet, un art tout d'application, elle a pour objet le choix, la préparation et la conservation des médicaments; elle emprunte constamment aux sciences les données qui l'éclairent et la guident.

M. Lecanu, dans son *Cours complet de pharmacie*, s'exprime en ces termes: La pharmacie ainsi nommée du mot φάρμακον, *pharmakon* (drogue, médicament), est la partie de l'art de guérir qui s'occupe de *réunir*, de *disposer*, et de *conserver* les médicaments, en d'autres termes, les matières susceptibles de modifier favorablement l'état particulier des êtres animés.

M. Lecanu a donné une définition qui ne peut pas soutenir le plus petit examen, en ce qu'il fait consister l'art du pharmacien dans la *réunion*, la *disposition* et la *conservation* des médicaments. — La pharmacie est certes bien plus étendue.

M. Cap considère la pharmacie sous un point de vue différent de celui sous lequel elle avait été envisagée jusqu'à lui; il comprend dans la *pharmaceutique tout ce qui constitue le système complet des connaissances qui se rapportent à l'art de préparer les médicaments*, tandis qu'il définit *la pharmacie, l'art de préparer les médicaments, qui comprend l'ensemble des*

*faits et des principes que l'art emprunte à diverses sciences,
ou qu'il tire de son fond, pour les appliquer à la préparation
des médicaments.*

Cette manière de considérer la pharmacie nous paraît
présenter un grave inconvénient, en ce que la science ne
peut point se séparer de la pratique, et en ce que les
sciences qui se rapportent à l'art de préparer les médicaments, ne forment point un système complet de connaisances
qui appartiennent exclusivement à la pharmacie ; elles éclairent
la marche du pharmacien, comme elles servent à diriger
l'ouvrier qui se livre à des travaux d'art.

Aussi dirons-nous que la physique, la chimie et l'histoire
naturelle n'appartiennent pas plus à la pharmacie qu'à tout
autre art ; elles existent par elles-mêmes ; ce sont des sciences
mères qui répandent leurs bienfaits sur une infinité d'objets différents ; semblables au soleil, elles restent intactes
en vivifiant par leurs rayons lumineux tout ce qui est placé
sous leur influence salutaire.

Nous laisserons donc le mot *pharmaceutique* pour désigner
cette partie de la médecine, qui traite de la composition
des médicaments et de leur emploi. Par cette détermination,
nous éviterons toute confusion dans le langage pharmaceutique et médical.

En adoptant, comme nous l'avons dit, la définition de
MM. Chevallier et Idt, nous dirons, pour être plus expli-
cite, que la pharmacie consiste dans l'*application des sciences
physiques, chimiques et naturelles* à la *préparation* et à la *conservation* des médicaments.

DÉFINITION DU MOT MÉDICAMENT.

On appelle médicament toute substance simple ou composée, destinée à produire un changement favorable dans
tout état pathologique des êtres animés et principalement
de l'homme.

On ne doit pas confondre le médicament avec le remède;

un médicament est toujours un remède, puisque par son application on cherche à remédier aux maux occasionnés par une maladie ou par un dérangement de santé; mais un remède est souvent autre chose qu'un médicament.

Ainsi on a un remède dans l'équitation, l'exercice du gymnase et autres exercices du corps, que le médecin prescrit pour déterminer un changement salutaire dans un état maladif. La valeur du mot remède a une plus grande extension que celle du mot médicament.

En suivant cette distinction, tous les médicaments doivent être préparés par le pharmacien, et en considérant leur saveur et leur odeur, nous devons, à l'exemple de M. Virey, les distinguer en médicaments répugnants et en médicaments agréables (1).

____

(1) Ce pharmacologiste distingue ainsi les médicaments dans un article très bien fait sur l'art de rendre les médicaments agréables, qu'il a publié à la suite de son *Traité de pharmacie théorique et pratique*.

C'est ici le moment de dire que certains inventeurs de médicaments, pour échapper aux poursuites qui pourraient être dirigées contre eux et en imposer aux juges, ont qualifié de bonbons de véritables médicaments qui doivent être rangés dans la série des médicaments agréables; bonbons qui ne sont autre chose que de véritables médicaments, puisque ces inventeurs les préconisent comme des *pectoraux*, des *béchiques*, des *calmants*, et que les médecins les prescrivent pour guérir les rhumes et les catharres pulmonaires. Et si les bonbons doivent être considérés comme des friandises ou des aliments agréables, a-t-on jamais vu donner à ce titre *le sirop* et *la pâte de Naphé*, ainsi que *la pâte pectorale* de Regnaudt, etc.

Ce qui est fâcheux pour les pharmaciens, c'est que les tribunaux ont sanctionné par des arrêts les prétentions de ces faiseurs de bonbons médicamenteux. Aussi exprimons-nous des vœux bien ardents pour que la pharmacie soit prochainement réorganisée par une nouvelle loi, et qu'au moyen de cette réorganisation, on fasse rentrer dans la pharmacie tous les médicaments, en les distinguant, comme nous l'avons fait, en médicaments répugnants et en médicaments agréables.

Considérés sous le rapport de leur nature, les médicaments sont simples et composés. En pharmacie, on ne donne pas au mot simple la même acception qu'en chimie. Pour le pharmacien l'épithète simple indique l'unité de matière : ainsi, une feuille, une écorce, une tige, une fleur, un fruit, sont autant de médicaments simples. Il en est de même des métaux, des métalloïdes, des acides, des bases, des sels, etc. On regarde encore comme médicament simple une poudre formée par une seule substance; un infusé, un macératé, un décocté préparés avec une seule substance sont considérés comme des médicaments simples. On désigne encore, comme médicaments simples, les teintures, les sirops, les pilules, les électuaires, etc., dans la préparation desquels on ne fait entrer qu'une substance médicamenteuse; dans ces cas, on n'a nullement égard à l'excipient dont on se sert pour donner une forme convenable au médicament.

Les médicaments composés sont ceux qui sont formés par la réunion ou l'association de plusieurs substances médicamenteuses, indépendamment de l'excipient auquel on a recours pour donner la forme au médicament. Ainsi, on regarde comme médicament de cet ordre, les infusés, les décoctés et autres qui sont préparés avec deux, trois ou un plus grand nombre de substances; il en est de même pour tous les médicaments dans la composition desquels on admet plus d'une substance.

MM. Henry et Guibourt désignent les médicaments simples par le mot *monoïamique*, et les médicaments composés par celui de *polyamique.*

On considère encore les médicaments relativement à leur emploi, et on les distingue, sous ce rapport, en médicaments *internes* et *externes.* Les médicaments internes sont ceux que l'on introduit dans notre système ; on appelle médicaments externes ceux que l'on applique à l'extérieur sur une partie de notre corps.

M. Virey admet une troisième classe de médicaments qu'il appelle, *demi-externe* : ce sont ceux que l'on introduit dans certaines cavités du corps, comme le nez, les oreilles, l'urètre, le rectum, le vagin et l'utérus. Nous verrons en traitant des médicaments agréables, qu'en considérant l'usage des médicaments soit à l'intérieur, soit à l'extérieur, on doit admettre huit ordres par rapport à leur application.

Quant à la durée de leur conservation, on les dit *officinaux* et *magistraux*. Ceux-là peuvent se conserver plus ou moins longtemps, on les tient tout préparés dans les officines. Les magistraux sont ceux qui sont préparés au moment du besoin et sur la prescription des gens de l'art. Ces derniers médicaments ne sont pas ordinairement susceptibles de se conserver ; quelquefois cependant ils ont tous les caractères d'une longue conservation.

M. Chereau a désigné les médicaments officinaux par l'expression *chronizoïque*, qui a été pris du grec χρονίζων et qui veut dire durable, et les magistraux par la dénomination de *achronizoïque*, qui vient aussi de χρονίζων, et auquel on a joint l'α privatif des grecs, et signifie non durable, non fait pour durer.

Ces dénominations ne sont pas d'une exactitude rigoureuse, parce que, dans les médicaments magistraux, il en est qui sont susceptibles de se conserver longtemps.

Enfin, par rapport au pays d'où on les tire, on désigne les médicaments en *indigènes* et en *exotiques*. Les premiers sont fournis par les substances organiques et inorganiques qui se trouvent sur notre continent. Les derniers nous viennent des contrées situées au-delà des mers et sont également produits par les deux règnes que nous venons de désigner.

DÉFINITION DU MOT OPÉRATION.

Nous définirons le mot opération l'ensemble des moyens que l'on pratique pour obtenir un produit.

Mais dans l'exécution de ces moyens, on a quelquefois recours à des modes particuliers, qu'il convient de désigner, de manière que nous comprendrons tous les moyens à pratiquer dans les diverses opérations pharmaceutiques, en trois sortes d'opérations : *principales* , *préliminaires* et *accessoires.*

Les opérations principales consistent, comme nous venons de le dire , dans l'ensemble des moyens par lesquels on obtient un produit médicamenteux.

L'opération préliminaire constitue un mode particulier que l'on suit pour disposer certaines substances et les rendre propres à subir l'opération principale ; ainsi on effectue une opération préliminaire lorsqu'on monde , nettoye , coupe à petits morceaux , concasse les substances organiques , pour les soumettre à l'action de divers véhicules.

On considère comme opération accessoire , tout mode particulier exécuté dans le courant d'une opération principale , comme cela est effectué , lorsqu'on soumet un corps liquide à la clarification par les divers moyens qui sont connus et qui seront indiqués plus tard. On fait une opération accessoire, lorsqu'on ajoute de la chaux pour séparer les féces d'un suc, lorsqu'on ajoute de l'alcool à ce liquide pour en précipiter les corps qui troublent sa transparence.

DES POIDS ET MESURES USITÉS EN PHARMACIE.

Pour mettre en harmonie ce qui est relatif aux poids et mesures avec le but de cet ouvrage , nous croyons convenable de faire connaître d'abord le premier acte du Gouvernement français pour établir l'uniformité dans les poids et mesures , et pour cela faire , nous rapportons un extrait de ce que dit Baumé à la suite de ses *Éléments de pharmacie* ; ensuite nous faisons connaître la loi et l'ordonnance royale d'après lesquelles la pharmacie est actuellement régie , en ce qui concerne l'usage des poids et mesures.

Lorsqu'on doit agir , il est bon de savoir comment et pourquoi on est obligé d'agir ; il est bon encore , ce nous semble , d'archiver tout ce qui est relatif à l'objet dont nous nous occupons, pour y recourir au besoin. D'ailleurs, il n'est pas permis d'ignorer comment les nouveaux poids et les nouvelles mesures ont été introduits en France.

Nous terminons en faisant connaître le rapport qui existe entre les poids anciens et nouveaux, les mesures anciennes et nouvelles.

« La Convention nationale, par son décret du 1er août 1793, établit l'uniformité de poids et mesures pour être en activité dans toute la république au 1er juillet 1794 ; mais la commission qui avait été instituée pour établir les nouveaux poids et les nouvelles mesures, n'ayant point terminé son travail, en prévint le Gouvernement en ces termes : « Nous « observerons que la mesure de l'arc terrestre, d'où l'on doit « conclure la longueur exacte du quart du méridien, qui est « la base de tout le nouveau système, n'est point encore ter- « minée ; mais la commission des poids et mesures a pensé « que l'on pouvait établir, d'après les opérations déjà faites « en France vers le milieu du siècle par d'habiles astronomes, « un résultat suffisamment approché pour l'usage du com- « merce. Le surcroît de précision que la mesure définitive « pourra y ajouter, rendra sans doute cette opération plus « digne de la nation puissante et éclairée qui l'a entreprise, « mais ne peut être assez sensible pour retarder, le moment « de la jouissance. »

« L'uniformité des poids et mesures est un bienfait généralement senti. Les poids dont il est question ne sont point arbitraires, comme le sont tous ceux d'usage sur la surface du globe. Le hasard ou la volonté du législateur a décidé du volume et du poids des étalons, parce qu'on ignorait les principes qui pussent conduire à des résultats certains et faciles à retrouver toutes les fois qu'on le voudrait. Ceux présentés par la commission sont formés d'après la circonférence de la terre mesurée astronomiquement : on a pris un quart du cercle du méridien mesuré depuis Barcelone jusqu'à Dunkerque ; on a pris la dix-millième partie de ce quart de cercle pour l'unité de mesure linéaire qu'on a nommée *mètre* : il vaut à peu près 3 pieds 11 lignes 441100 de ligne. Cette première mesure a servi à former ensuite les plus petites et les plus grandes mesures, en la sous-divisant et en la multipliant décimalement.

« Pour parvenir aux mesures de capacité, on a fait un vase d'un mètre cubique; on l'a nommé *cade*; on l'a sous-divisé ensuite de dix en dix parties; et arrivé à la millième partie, on l'a prise pour unité de mesure usuelle de capacité: on lui a donné le nom de *cadil*: le cadil remplace la pinte de Paris. Les mesures de capacité sont les mêmes pour mesurer les liquides, les graines et toutes les matières qui se commercent à la mesure, et porteront le même nom, n'importe leur usage.

« Les poids ont été formés sur les mêmes principes : on a fait un vase d'un décimètre cubique de capacité, on l'a rempli d'eau distillée; et pesé à la température de la glace fondante, il s'est trouvé contenir 2 livres 5 onces 5 gros 49 grains poids de marc : il est l'unité de poids auquel on a donné le nom de *grave*. On a multiplié ensuite décimalement ce premier poids pour former les gros poids qui remplacent les poids de 50 livres; de même on l'a sous-divisé décimalement pour former jusqu'aux plus petits poids qui remplacent les onces, les gros, les grains et les fractions de grains, nécessaires pour les essais des matières d'or et d'argent. »

Des nouveaux poids.

« Le bar est un gros poids pour la pesée des gros tonneaux, etc.

« Le bar se divise en dix parties, qu'on nomme *décibar*.

« Le décibar est sous-divisé en dix parties, qu'on nomme *centibar*.

« Le centibar est sous-divisé en dix parties, qu'on nomme *grave*.

« Le grave est sous-divisé en dix parties, qu'on nomme *décigrave*.

« Le décigrave est sous-divisé en dix parties, qu'on nomme *centigrave*.

« Le centigrave est sous-divisé en dix parties, qu'on nomme *gravet*.

« Le gravet est sous-divisé en dix parties, qu'on nomme *décigravet*.

« Le décigravet est sous-divisé en dix parties, qu'on nomme *centigravet*.

« Et le centigravet est sous-divisé en dix parties, qu'on nomme *milligravet*.

Des nouvelles mesures de capacité.

« L'instruction des poids et mesures n'a point encore donné de noms aux mesures qui sous-divisent le cadil qui remplace la pinte : en attendant nous le sous-divisons de moitié en moitié, suivant l'ancien usage, et nous conserverons également les noms de ces mesures sous-divisantes ; si l'on divisait le cadil en dix, cette première sous-division serait déjà trop petite pour les besoins usuels.

	liv.	onc.	gros.	grains.	
Le cade tient en eau à peu près. .	2100	0	5	40	
Le décicade ou la dixième partie du cade.	210	0	0	40	
Le centicade ou la dixième partie du décicade.	21	0	0	4	
Le cadil ou la pinte, ou la dixième partie du centicade.	2	1	4	58	
Le demi-cadil ou chopine.	1	0	6	29	
Le quart du cadil ou 1ǀ2 setier. .	0	8	3	14	8ǀ16e
Le huitième du cadil ou poisson.	0	4	1	43	4ǀ16e
Le seizième du cadil ou 1ǀ2 poisson.	0	2	0	57	10ǀ16e
Le trente-deuxième du cadil ou roquille.	0	1	0	28	13ǀ16e»

Baumé termine ses observations sur les poids et mesures, en disant que la Convention, par son décret du 25 germinal an III, avait nommé une nouvelle commission temporaire pour terminer et porter à la perfection dont il est susceptible, le travail relatif à ces mêmes poids et mesures ; et il indique les nouveaux noms qu'ils doivent porter, d'après l'article 5 du décret précité.

« Art. 5. Les nouvelles mesures seront distinguées doré-
navant par le surnom de *Républicaines ;* leur nomenclature
est définitivement adoptée comme il suit : on appellera ,

« *Mètre* , la mesure de longueur égale à la dix-millionième
partie de l'arc du méridien terrestre compris entre le pôle
boréal et l'équateur ;

« *Arc* , la mesure de superficie pour les terrains , égale à
un carré de dix mètres de côté ;

« *Stère* , la mesure destinée particulièrement au bois de
chauffage et qui sera égale au mètre cube ;

« *Litre* , la mesure de capacité, tant pour les liquides que
pour les matières sèches , dont la contenance sera celle
du cube de la dixième partie du mètre ;

« *Gramme* , le poids absolu d'un volume d'eau pure , égal
au cube de la centième partie du mètre , et à la température de la glace fondante.

« Art. 6. La dixième partie du mètre se nommera *décimètre*,
et la centième partie *centimètre*.

« On appellera *décamètre* une mesure égale à dix mètres :
ce qui fournit une mesure très commode pour l'arpentage.

« *Hectomètre* signifiera la longueur de cent mètres.

« Enfin *kilomètre* et *myriamètre* seront des longueurs de mille
et dix mille mètres , et désigneront principalement les distances itinéraires.

« Art. 7. Les dénominations des mesures des autres genres seront déterminées d'après les mêmes principes que celles
de l'article précédent.

« Ainsi , *décilitre* sera une mesure de capacité dix fois plus
petite que le litre.

« *Centigramme* sera la centième partie du poids d'un gramme.

« On dira de même *décalitre*, pour désigner une mesure
contenant dix litres.

« *Hectolitre*, pour une mesure égale à cent litres.

« Un *kilogramme* sera un poids de mille grammes.

« On composera d'une manière analogue les noms de toutes
les autres mesures.

« Art. 8. Dans les poids et mesures de capacité, chacune des mesures décimales de ces deux genres aura son double et sa moitié, afin de donner à la vente des divers objets, toute la commodité que l'on peut désirer. Il y aura donc le double litre et le demi-litre, le double hectogramme et le demi-hectogramme et ainsi des autres. »

M. Montalivet, ministre de l'Intérieur, désirant faciliter l'introduction des nouveaux poids dans les relations commerciales, prit un arrêté par lequel le kilogramme était divisé en 2 parties que l'on appellerait grosse livre, et cette livre serait divisée en demi-livre, en quart, en onces et en gros.

En 1816 M. de Vaublanc maintint cet arrêté sur cette division du demi kilogramme. Voici le tableau des poids adoptés à cette époque :

Livre	1	serait composée	de	500 grammes.
	1|2	(demi-livre)	de	250
Onces	4	(quarteron)	de	125
	2	(demi-quarteron)	de	62,5
	1		de	31,2
Gros	4	(demi-once)	de	15,6
	2		de	7,8
	1		de	3,9

Nous lisons dans la préface du Codex de 1837 le passage suivant relatif à l'indication des quantités dans les formules : « Dans les formules des préparations chimiques proprement dites, les quantités de chaque substance ont été exprimées en parties ou en nombres, et non pas en poids. Par ce moyen le pharmacien pourra augmenter ou diminuer à sa volonté et suivant ses besoins, la quantité du médicament qu'il voudra préparer. Pour les préparations pharmaceutiques, les quantités ont toujours été présentées en poids. Nous avons, pour plus de facilité et afin d'être bien compris de tous, employé concurremment les poids anciens, c'est-à-dire la livre et ses divisions, et les poids décimaux, c'est-à-dire les grammes, ses multiples et ses fractions. »

MM. Henry et Guibourt ont adopté dans leur *Pharma-*

copée raisonnée les poids décimaux. Cependant dans quelques formules ils expriment en parties les quantités qui composent certains médicaments.

M. Soubeiran adopte les anciens poids et les poids décimaux pour exprimer les quantités des ingrédients qui constituent les médicaments pharmaceutiques ; pour les médicaments chimiques, il ne se sert que des poids décimaux, et pour l'indication des substances qui composent les eaux minérales, il les désigne en poids anciens et nouveaux, en exprimant la quantité d'eau en litre, et dans une troisième colonne il désigne en gramme, centigramme et milligramme la proportion des ingrédients qui doivent entrer dans 625 grammes d'eau.

Loi du 4 Juillet 1837.

Louis-Philippe, Roi des Français, à tous présents et à venir, salut.

Nous avons proposé, les Chambres ont adopté, nous avons ordonné et ordonnons ce qui suit :

Art. 1er — Le décret du 12 février 1832, concernant les poids et mesures, est et demeure abrogé.

Art. 2. — Néanmoins, l'usage des instruments de pesage et de mesurage confectionnés en exécution des articles 2 et 3 du décret précité, sera permis jusqu'au 1er janvier 1840.

Art. 3. — A partir du 1er janvier 1840, tous poids et mesures autres que les poids et mesures établis par les lois du 18 germinal an III et 19 frimaire an VIII, constitutives du système métrique décimal, seront interdits sous les peines portées par l'article 479 du Code pénal.

Art. 4. — Ceux qui auront des poids et mesures autres que les poids et mesures ci-dessus reconnus, dans leurs magasins, boutiques, ateliers ou maisons de commerce, ou dans les halles, foires et marchés, seront punis comme ceux qui les emploieront, conformément à l'article 479 du Code pénal.

Art. 5. — A compter de la même époque, toutes dénominations de poids et mesures autres que celles portées dans le tableau annexé à la présente loi, et établies par la loi du 18 germinal an III, sont interdites dans les actes publics, ainsi que les affiches et les annonces.

Elles sont également interdites dans les actes sous seing privé, les registres du commerce et autres écritures privées produites en justice.

Les officiers publics contrevenants seront passibles d'une amende de vingt francs, qui sera recouvrée sur contrainte comme en matière d'enregistrement.

L'amende sera de dix francs pour les autres contrevenants ; elle sera perçue pour chaque acte ou écriture sous signature privée ; quant aux registres du commerce, ils ne donneront lieu qu'à une seule amende pour chaque contestation dans laquelle ils seront produits.

Art. 6. — Il est défendu aux juges et arbitres de rendre aucun jugement ou décision en faveur des particuliers sur des actes, registres ou écrits, dans lesquels les dénominations interdites par l'article précédent auraient été insérées, avant que les amendes encourues aux termes dudit article aient été payées.

Art. 7. — Les vérificateurs des poids et mesures constateront les contraventions prévues par les lois et réglements concernant le système métrique des poids et mesures.

Ils pourront procéder à la saisie des instruments de pesage et de mesurage, dont l'usage est interdit par lesdites lois et réglements.

Leurs procès-verbaux feront foi en justice jusqu'à preuve contraire.

Les vérificateurs prêteront serment devant le Tribunal d'arrondissement.

Art. 8. — Une ordonnance royale réglera la manière dont s'effectuera la vérification des poids et mesures.

La présente loi, discutée, délibérée et adoptée par la Chambre des Pairs et par celle des Députés, et sanctionnée par nous cejourd'hui, sera exécutée comme loi de l'État.

Donnons en mandement à nos Cours et Tribunaux , Préfets, Corps administratifs et tous autres, que les présentes ils gardent et maintiennent, fassent garder, observer, maintenir, et, pour les rendre plus notoires à tous, ils les fassent publier et enregistrer partout où besoin sera; et afin que ce soit chose ferme et stable à toujours, nous y avons fait mettre notre sceau.

Fait au palais des Tuileries , le 4ᵉ jour du mois de juillet, l'an mil huit cent trente-sept.

Signé LOUIS-PHILIPPE.

Par le Roi :

Le Ministre secrétaire-d'état au département des Travaux publics , de l'Agriculture et du Commerce,

Signé N. MARTIN (du Nord).

Ordonnance du Roi.

Louis-Philippe , Roi des Français ,

A tous présents et à venir, salut.

Sur le rapport de notre Ministre secrétaire-d'état du commerce et de l'agriculture :

Vu la loi du 4 juillet 1837 ;

Vu le tableau annexé à ladite loi ;

Vu l'art. 12 de l'ordonnance royale du 17 avril 1839 , portant que la forme des poids et mesures servant à peser ou à mesurer les matières de commerce sera déterminée par des réglements d'administration publique, ainsi que les matières avec lesquelles ces poids et mesures seront fabriqués ;

Notre Conseil-d'état entendu ,

Nous avons ordonné et ordonnons ce qui suit :

Art. 1ᵉʳ. A dater du 1ᵉʳ janvier 1840 , les poids, mesures et instruments de pesage et de mesurage , ne seront reçus à la vérification première, qu'autant qu'ils réuniront les conditions d'admission indiquées dans les tableaux annexés à la présente ordonnance.

Art. 2. Les poids, mesures et instruments de pesage portant la marque de vérification première, et qui réuniront d'ailleurs les conditions exigées jusqu'ici, seront admis à la vérification périodique.

Savoir :

Les mesures décimales de longueur, après qu'on aura fait disparaître les divisions et les noms relatifs aux anciennes dénominations ;

Les mesures décimales pour les matières sèches, quelle que soit l'espèce de bois dont elles seront construites ;

Les mesures décimales en étain, quel que soit leur poids ;

Les poids décimaux en fer et en cuivre, quelle que soit leur forme, après qu'on aura fait disparaître l'indication relative aux anciennes dénominations, et pourvu qu'ils portent sur la surface supérieure les noms qui leur sont propres ;

Les poids décimaux en fer et en cuivre, portant uniquement leurs noms exprimés en myriagrammes, kilogrammes, hectogrammes ou décagrammes.

Les poids décimaux à l'usage des balances-bascules, pourvu qu'ils ne portent pas d'autre indication que celle de leur valeur réelle ;

Enfin, les romaines, dont on aura fait disparaître les anciennes divisions et dénominations, pourvu qu'elles soient graduées en divisions décimales et reconnues oscillantes ;

Les poids et mesures décimaux placés dans une des catégories qui précèdent, ne pourront être conservés par les assujettis, qu'autant qu'ils auront subi, avant l'époque de la vérification périodique de l'année 1840, les modifications exigées. Ces poids et mesures pourront être rajustés, mais ils ne devront pas être remontés à neuf.

Art. 3. Tous les poids et mesures, autres que ceux qui sont provisoirement permis par l'article 2 de la présente ordonnance, seront mis hors de service, à partir du 1er janvier 1840.

Art. 4. Il sera déposé dans tous les bureaux de vérification des modèles ou des dessins des poids et mesures légalement autorisés, pour être communiqués à tous ceux qui voudront en prendre connaissance.

Art. 5. Notre ministre secrétaire-d'état au département du commerce et de l'agriculture est chargé de l'exécution de là présente ordonnance, qui sera publiée au *Bulletin des lois.*

Fait au palais de Neuilly, le 16 juin 1839.

LOUIS-PHILIPPE.

Par le Roi :

Le Ministre secrétaire-d'état au département du Commerce et de l'agriculture,

L. CUNIN-GRIDAINE.

Mesures de capacité pour les liquides.

Les noms et la forme affectés aux mesures de capacité pour les matières sèches, dans le tableau n° 2, serviront de règle pour la construction des mêmes mesures employées pour les liquides, depuis l'hectolitre jusqu'au demi-décalitre inclusivement. Elles pourront être établies en cuivre, tôle ou fonte, mais sur la réserve expresse de prévenir par l'étamage, ou autre procédé analogue, toute altération ou oxydation de nature à présenter des dangers dans l'usage de ces sortes de mesures.

Les mesures du double litre et au-dessous devront être construites exclusivement en étain, et auront intérieurement la hauteur double du diamètre ; elles auront le poids déterminé ci-après comme minimum obligatoire pour chacune des espèces de mesures.

NOMS DES MESURES.	POIDS DES MESURES EN GRAMMES.		
	SANS ANSES ni couvercles.	AVEC ANSES sans couvercles.	AVEC ANSES et couvercles.
Double litre.	1350	1700	2200
Litre.	900	1100	1350
Demi-litre.	525	650	820
Double-décilitre. . . .	280	335	420
Décilitre.	145	180	240
Demi-décilitre.	85	110	140
Double centilitre . . .	45	60	85
Centilitre.	25	35	50

Le titre de l'étain employé pour la fabrication des mesures reste fixée à 83 centièmes 5 millièmes, avec une tolérance de 1 centième 5 millièmes; ainsi le métal dont les mesures seront fabriquées, ne doit pas contenir moins de 82 centièmes d'étain pur, et plus de 18 centièmes d'alliage.

Ces mesures devront conserver intérieurement et sur le bord supérieur la venue du moule; elles devront être sans soufflures ni autres imperfections.

Le nom propre à chaque mesure devra être inscrit sur le corps de la mesure. Le nom ou la marque du fabricant devra être apposé sur le fond.

On pourra construire des mesures en fer-blanc depuis le double litre jusqu'au décilitre; mais ces sortes de mesures exclusivement réservées pour le lait, devront être établies dans la forme cylindrique, ayant le diamètre égal à la hauteur, conformément à ce qui est prescrit dans le tableau n° 2, pour les mesures destinées aux matières sèches; elles seront garnies d'une anse ou d'un crochet également en fer-blanc, et porteront le nom qui leur est propre sur le cercle supérieur rabattu et servant de bordure. On aura soin de placer pour recevoir les marques de vérification, deux gouttes d'étain aplaties, l'une au bord supérieur, l'autre à la jonction du fond de chaque mesure, qui devra porter aussi le nom ou la marque du fabricant.

Poids en cuivre.

Les poids en cuivre sont indiqués ci-après, ainsi que
la dénomination qui devra être inscrite sur chacun d'eux.

NOMS DES POIDS.	DENOMINATIONS qui doivent être appliquées sur la surface supérieure.
20 kilogrammes.	20 kilogrammes.
10 kilogrammes.	10 kilogrammes.
5 kilogrammes.	5 kilogrammes.
Double kilogramme. . . .	2 kilogrammes.
Kilogramme.	1 kilogramme.
Demi-kilogramme. . . .	500 grammes.
Double hectogramme. . .	200 grammes.
Hectogramme.	100 grammes.
Demi-hectogramme. . . .	50 grammes.
Double décagramme. . . .	20 grammes.
Décagramme.	10 grammes.
Demi-décagramme.	5 grammes.
Double gramme.	2 grammes.
Gramme.	1 gramme.
Demi-gramme.	5 décigrammes.
Double décigramme. . . .	2 décigrammes.
Décigramme.	1 décigramme.
Demi-décigramme.	5 centigrammes.
Double centigramme. . . .	2 centigrammes.
Centigramme.	1 centigramme.
Demi-centigramme. . . .	5 milligrammes.
Double milligramme . . .	2 milligrammes.
Milligramme.	1 milligramme.

La forme des poids en cuivre, depuis et compris celui
de 20 kilogrammes jusqu'au gramme, sera celle d'un cylindre
surmonté d'un bouton ; la hauteur du cylindre sera égale
à son diamètre pour tous les poids, jusqu'à celui de 5
grammes inclusivement ; la hauteur de chaque bouton sera

égale à la moitié du diamètre qui le supporte. Ces dispositions ne sont pas applicables aux poids d'un et de deux grammes qui auront le diamètre plus fort que la hauteur.

Les poids, depuis et compris le 5 décigrammes jusqu'au milligramme, se feront avec des lames de laiton mince coupées carrément.

Les poids en cuivre cylindriques et à bouton pourront être massifs, ou contenir dans leur intérieur une certaine quantité de plomb; mais ils devront toujours présenter le même volume. Ces poids peuvent être faits d'un seul jet ou formés de deux pièces seulement, savoir: le cylindre et le bouton; mais, dans ce dernier cas, le bouton devra être monté à vis sur le corps du poids, et fixé invariablement par une cheville ou petite vis, à fleur de la surface. Cette cheville sera en cuivre rouge, afin de la distinguer facilement.

On pourra aussi construire des poids en cuivre d'un kilogramme ou d'un de ses sous-multiples dans la forme de godets coniques qui s'empilent les uns dans les autres; et se trouvent ainsi renfermés dans une boîte, qui est elle-même un poids légal.

La surface des poids en cuivre devra être nette et ne laisser apercevoir aucun corps étranger qu'on aurait chassé dans le cuivre, ni aucune soufflure qui permettrait d'en introduire.

Les dénominations seront inscrites en creux et en caractères lisibles sur la surface supérieure des poids. Chaque poids devra porter le nom ou la marque du fabricant.

A présent que nous connaissons en quoi consistent les nouveaux poids et mesures en usage en pharmacie et en médecine, nous devons indiquer les rapports qui existent entre ceux-ci et ceux dont on se servait autrefois.

Mais auparavant qu'il nous soit permis de faire remarquer, seulement pour les poids, que l'on n'a point porté assez loin leurs divisions et subdivisions, quoiqu'elles soient assez nombreuses. En effet, en examinant le tableau inscrit à la page 45, on voit que l'on ne peut point obtenir par l'addition des poids la valeur de 99 grammes. En additionnant les poids à partir du gramme jusqu'à 50, on n'a qu'un total de 88 grammes. Ce qui est réellement un vice, car il faut nécessairement avoir la facilité de pouvoir effectuer toutes les quantités depuis un gramme jusqu'à 99 grammes, et arriver ainsi jusqu'à 100 grammes.

Ce n'est point tout; en examinant le tableau précité, on voit également que, par l'addition des poids qui sont exprimés depuis 1 gramme jusqu'à 200 grammes, on ne peut arriver qu'à la valeur de 388 grammes; comment donc pourra-t-on obtenir des nombres supérieurs, jusqu'à 499 grammes, si ce n'est en faisant une soustraction au poids de 500 grammes au moyen d'un certain nombre de poids inférieurs qui devront être placés dans le plateau opposé de la balance. Cette manière d'opérer est embarrassante dans un débit; elle complique le pesage et peut être l'occasion d'erreurs dans la détermination des quantités. On n'a pas songé certainement à cet inconvénient.

En portant encore plus loin l'examen du même tableau, on voit qu'il en est de même pour les poids désignés depuis le gramme jusqu'à 500 grammes inclusivement. Par leur addition on ne peut aller au-delà de 888 grammes. Pour arriver à des quantités plus élevées, il faudrait aussi se servir du poids du kilogramme, et mettre des poids inférieurs dans l'autre plateau de la balance pour en diminuer la valeur jusqu'à la quantité à diminuer.

Enfin les observations que nous venons de faire dans la progression ascendante du gramme, existent de même dans sa progression descendante. Nous nous contentons de l'exprimer sans entrer dans les détails nécessaires pour faire apercevoir les défectuosités que présentent les subdivisions pondérables à cet égard.

Exposer les inconvénients qui résultent des divisions et subdivisions que l'on a adoptées pour les nouveaux poids, c'est s'engager à remédier à ces inconvénients, c'est en effet ce que nous allons faire, tout en laissant subsister les mêmes divisions portées dans le tableau dont il est question. Ainsi, pour effectuer toutes les quantités, à partir du gramme jusqu'au kilogramme, on n'aura qu'à mettre quelques poids doubles dans cette série. Il en sera de même pour la série descendante du gramme que nous ne porterons que jusqu'à un centigramme ; dans cette série il ne sera pas fait mention des milligrammes, parce qu'il nous semble que le pharmacien n'a pas besoin dans la préparation des médicaments de recourir à ces fractions si minimes du gramme.

Série des poids ascendants du gramme.

Gramme.	1 gramme.
Double gramme.	2 grammes.
Double gramme (1).	2 grammes.
Demi-décagramme. . . , . . .	5 grammes.
Décagramme.	10 grammes.
Décagramme (1).	10 grammes.
Double décagramme.	20 grammes.
Demi-hectogramme.	50 grammes.
Hectogramme.	100 grammes.
Double hectogramme.	200 grammes.
Double hectogramme(1). . . .	200 grammes.
Demi-kilogramme.	500 grammes.
Kilogramme.	1000 grammes.

Série des poids descendants du gramme.

Gramme ou 10 décigrammes. . .	100 centigrammes.
Demi-gramme ou 5 décigrammes. .	50 centigrammes.
Double décig. ou 2 décigram. . .	20 centigrammes.
Décigramme.	10 centigrammes.
Décigramme (1).	10 centigrammes.
Demi-décigramme.	5 centigrammes.
Double centigramme.	2 centigrammes.
Double centigramme (1). . . .	2 centigrammes.
Centigramme.	1 centig. ou 100ᵉ de gramme.

(1) On voit que dans la première série nous plaçons 2 fois le double gramme, le décagramme et le double hectogramme, et dans la deuxième série également 2 fois le décigramme et le double centigramme.

Ayant à établir les rapports des nouveaux poids avec les anciens, nous devons nécessairement nous en rapporter au Codex; nous transcrivons de cet ouvrage le tableau ci-après. On verra que dans ce tableau les multiples et sous-multiples du gramme sont exprimés en nombres ronds. Nous donnons à la suite le tableau des rapports approchés de la livre médicinale de Montpellier avec les poids décimaux.

Rapports approchés de la livre médicinale de Paris avec les poids décimaux, d'après le Codex.

		grammes.
1	Grain	0,05
2	Grains.	0,10
1/2	Gros ou 36 Grains.	2
1	Gros ou 72 Grains.	4
2	Gros.	8
1/2	Once ou 4 Gros.	16
1	Once.	32
1	Once 1/2.	48
2	Onces.	64
3	Onces.	96
4	Onces.	125
1/2	Livre.	250
1	Livre.	500
2	Livres.	1000

Rapports approchés de la livre médicinale de Montpellier avec les poids décimaux (1).

		grammes.
1	Grain, unité, de même qu'à Paris. . .	0,05

---

(1) Dans les rapports, que nous exprimons dans ce tableau, des nouveaux poids avec les poids anciens, il y a quelque différence avec ceux de M. Martin, d'Avignon; mais cette différence n'est pas considérable. Le rapport réel de la livre de Montpellier en grammes étant de 416, nous avons dû compter 26 grammes pour le rapport approché de l'once.

		grammes.
2	Grains	0,10
1⁄2	Gros ou 30 Grains.	1,60
1	Gros ou 60 Grains.	3,20
2	Gros.	6,40
1⁄2	Once ou 4 Gros.	13
1	Once.	26
1	Once 1⁄2.	40
2	Onces.	52
3	Onces.	78
4	Onces.	104
1⁄2	Livre.	208
1	Livre.	416
2	Livres.	832

On peut facilement, au moyen des deux tableaux pré-
cédents, établir tous les rapports des poids médicinaux de
Paris et de Montpellier avec les poids décimaux.

M. Deschamps, pharmacien à Avallon, a eu l'idée de
comparer les grains aux sols (monnaie), en ce que, si 1 sol
équivaut à 5 centimes, 1 grain équivaut aussi à 5 centigrammes. De cette analogie de rapport, il résulte que, si
pour réduire un certain nombre de sols en centimes, on n'a
qu'à multiplier par 5 ce nombre, on fera de même quant aux
grains : ainsi, 12 sols multipliés par 5 centimes donnant 60
centimes, 12 grains que l'on multipliera par 5 centigrammes
donneront 60 centigrammes. On aura recours à la multipli-
cation par 5 pour d'autres nombres de grains.

Un grand nombre de médecins désignent dans leurs formules les quantités pondérales par des expressions anciennes.
Le pharmacien est obligé, dans la plupart des circonstances,
de convertir les anciens poids en poids nouveaux. Pour
éviter toute erreur dans cette réduction, soit qu'on la prenne
dans un tableau dressé à cet effet dans l'officine, soit qu'on
l'établisse par le calcul, il convient, avant d'exécuter la
formule, de poser à côté des anciens poids leurs équivalents

en poids nouveaux , et si la formule remplit tout le morceau de papier , il faut la transcrire comme ci-après , pour la capitale et les villes de province où l'usage a établi les poids médicinaux de Paris :

Sublimé corrosif. . . 6 grains = 30 centigrammes.
Rhubarbe en poudre. . 1 gros = 4 grammes.
Savon médicinal. . . 2 gros = 8 grammes.
Extrait de ciguë. . . 2 gros = 8 grammes.

Et pour Montpellier et les villes du Midi où l'usage a établi les poids médicinaux de Montpellier :

Sublimé corrosif. . . 6 grains = 30 centigrammes.
Rhubarbe en poudre. . 1 gros = 3 gram. 20 cent.
Savon médicinal. . . 2 gros = 6 gram. 40 cent.
Extrait de ciguë. . . 2 gros = 6 gram. 40 cent.

En formulant , les médecins devraient bien mettre sur une seule et même ligne le nom et la quantité de chaque subs-tance , afin que l'on pût établir plus facilement les rapports des nouveaux poids avec les anciens , lorsqu'ils font usage de ceux-ci. Il est à désirer aussi que ceux qui désignent des quantités par les poids décimaux , veuillent bien les exprimer seulement par les mots grammes, centigrammes; ils éviteront par ce moyen des erreurs qu'ils pourraient commettre , s'ils voulaient se servir des expressions de demi-gramme, demi-décigramme, demi-kilogramme , etc.

En se servant des expressions que nous leur proposons, ils verront plus facilement les rapports qui existent entre les diverses quantités des substances qu'ils feront entrer dans leurs formules. Puisque nous en sommes aux formules médicales , nous manifesterons un autre désir, c'est que les médecins veuillent bien mettre, après leur signature, le nom du malade en entier ou par abréviation, s'ils le jugent convenable, ainsi que la date. Cette date doit in-diquer le jour, le mois et l'année. Cette manière de faire est adoptée dans le Nord de la France et en Allemagne ; elle offre de grands avantages dans l'exercice de la phar-macie. Sa non adoption peut occasionner des erreurs graves, lorsqu'il s'agit de réitérer les préparations magistrales.

Les rapports du litre à la pinte sont établis dans le Codex de la manière suivante :

Rapport du litre à la pinte.

	litres.
La pinte équivaut à.	0,931
La chopine.	0,466
Le demi-setier.	0,233
Le poisson.	0,116

Rapport du poids de l'eau à la pinte.

La pinte de Paris équivaut à 2 livres ou 1000 grammes.
La chopine. . . . . . . 1 livre ou 500 grammes.
Le demi-setier . . . . 8 onces ou 250 grammes.
Le poisson. . . . . . 4 onces ou 125 grammes.

Les rapports de la pinte au litre, et ceux du poids de l'eau à la pinte, ne sont pas les mêmes à Montpellier ; ils diffèrent en capacité comme en poids, d'un sixième en moins. Voici les rapports pour Montpellier sous ces deux points de vue :

Rapport du litre à la pinte.

	litres.
La pinte équivaut à.	0,776
La chopine.	0,388
Le demi-setier.	0,199
Le poisson.	0,100

Rapport du poids de l'eau à la pinte.

La pinte équivaut à. . . 2 livres ou 832 grammes.
La chopine. . . . . . . 1 livre ou 416 grammes.
Le demi-setier. . . . . 8 onces ou 208 grammes.
Le poisson. . . . . . . 4 onces ou 104 grammes.

Dans ces quatre tableaux on a les rapports qui existent

entre les diverses mesures et entre les poids de l'eau et les diverses capacités en usage en pharmacie, et l'on voit que par leur secours , si on était dépourvu de mesures, on pourrait y suppléer par le poids respectif de leur contenance en eau, ou tout autre liquide d'une pesanteur spécifique très peu différente de celle de l'eau.

ÉVALUATION PONDÉRALE DES SUBSTANCES QU'ON A COUTUME DE PRESCRIRE PAR GOUTTES, CUILLERÉES, POIGNÉES, PINCÉES, ETC.

Il y a un grand nombre de substances que l'on prescrit par gouttes, cuillerées, pincées, etc. Ces expressions qui ne se rapportent à aucune mesure rigoureusement déterminée laissent toujours dans la préparation du médicament quelque incertitude qu'il serait utile de faire disparaître ; il est vrai que cette incertitude ne porte en général que sur des substances peu actives, dont on peut sans grand danger modifier la proportion, et que lorsqu'il s'agit de substances énergiques que l'on prescrit par gouttes, telles que le laudanum, diverses teintures, etc., la limite des erreurs possibles est assez resserrée pour que l'on n'ait pas , en général, à redouter d'accidents graves en adoptant ce mode, fort commode d'ailleurs dans la pratique. Néanmoins afin de fournir aux praticiens des données qui pourront leur être utiles dans beaucoup de circonstances, nous croyons devoir placer ici un tableau du poids des principales substances qui font le sujet de cet article. On ne doit pas considérer ces poids comme rigoureusement exacts, mais comme des approximations suffisantes pour la pratique.

Vingt gouttes de (1) :

	grains.	grammes.
Ether sulfurique à 66° pèsent..	7	= 0,35

---

(1) Nous transcrivons ce tableau du Codex , de sorte que la quantité de chaque substance est représentée en poids de Paris , convertis en poids nouveaux; ainsi, pour établir l'évaluation de 20 gouttes de chaque substance en poids de Montpellier, il faut retrancher un sixième sur les poids exprimés dans le système métrique.

	grains.		grammes.
Liqueur d'Hoffmann.	9	=	0,45
Alcool à 34° Cart. (86° cent.)	9	=	0,45
Alcoolat de mélisse composé. . . .	9	=	0,45
Huile animale de Dippel.	10	=	0,5
Teinture alcoolique de benjoin . . .	10	=	0,5
— — de castoreum. . .	10	=	0,5
Huile d'olives.	11	=	0,55
— d'amandes.	11	=	0,55
Acide acétique à 10°	12	=	0,60
Vinaigre distillé	13	=	0,65
Huile essentielle de menthe.	13	=	0,65
Naphte.	14	=	0,70
Eau de Rabel.	14	=	0,70
Eau distillée.	14	=	0,70
Laudanum de Sydenham.	15	=	0,75
Essence de girofles.	16	=	0,80
Soude caustique à 36°	18	=	0,90
Laudanum de Rousseau.	22	=	1,10
Acide sulfurique à 66°	24	=	1,20
Dissolution concentrée de gomme arab.	24	=	1,20
Sirop de sucre à 35°.	30	=	1,50

	onces.	gros.	grains.		grammes.
Une cuillerée à café d'eau commune équivaut à .	0	1	18	=	5
— — ordinaire , à 4 cuillerées à café, ou.	0	5	0	=	20
Une verrée équivaut à 8 cuillerées , ou . . .	5	0	0	=	157
Une poignée de semences d'orge équivaut à . .	3	2	36	=	101,40
Uue poignée de semences de lin.	1	4	0	=	47,60
Une poignée de farine de lin	3	3	0	=	105,00
Une poignée de feuilles sèches de mauve. .	1	3	0	=	43,90

	onces.	gros.	grains.		grammes.
Une poignée de feuilles sèches de chicorée. .	1	0	0	=	32,00
Une poignée de fleurs de tilleul.	1	2	36	=	40,10
Une pincée de fleurs de camomille romaine. .	0	1	0	=	4,00
Une pincée de fleurs d'arnica.	0	1	48	=	6,20
Une pincée de fleurs de tussilage.	0	1	48	=	6,20
Une pincée de fleurs de guimauve	0	1	24	=	5,00
Une pincée de fleurs de mauves	0	0	60	=	3,20
Une pincée de semences de fenouil.	0	1	60	=	7,00
Une pincée de semences d'anis	0	1	12	=	4,40
Un œuf de poule nouvellement pondu, pèse, terme moyen. . . .	2	2	0	=	72
Un œuf de poule dépouillé de sa coquille. . .	2	0	0	=	64
Un œuf de poule, le blanc seul.	1	2	57	=	43
Un œuf de poule, le jaune seul.	0	5	15	=	21
Les amandes qu'on emploie à la préparation des émulsions pèsent en général.	0	0	23	=	1,15
Et lorsqu'elles sont mondées.	0	0	20	=	1
Ainsi 26 à 27 amandes font environ. . .	1	0	0	=	32

DE LA BALANCE.

La balance se compose d'un fléau métallique, dont le milieu peut osciller librement autour d'un axe fixe, et dont les extrémités portent deux bassins destinés à recevoir des corps. Dans la disposition la plus ordinaire, le centre de gravité de la balance doit être sur la verticale menée par l'axe dès que le fléau est horizontal, et les bras doivent être de même longueur. Lorsque ces conditions sont remplies, deux corps de poids égaux se font équilibre dans les deux bassins, et deux corps de poids inégaux mènent le fléau dans une direction plus ou moins inclinée. Si donc on prend le poids d'un corps pour unité, on déterminera le poids d'un corps quelconque en cherchant le nombre des unités de poids auxquelles il fait équilibre.

Il est important de vérifier les deux conditions fonda-mentales qui viennent d'être énoncées. On s'assure de la première en voyant si le fléau est horizontal sans placer de poids dans les bassins ; on s'assure de la seconde en voyant si deux corps en équilibre dans les bassins peuvent être mis à la place l'un de l'autre sans cesser de se faire équilibre. Lorsque la première condition est en défaut, on rectifie la balance en fixant un poids convenable à l'un des bassins ; lorsque c'est la seconde ; on peut encore se servir de la balance pour avoir le poids exact d'un corps, mais alors on doit recourir à la méthode des *doubles pesées*. On met le corps dans l'un des bassins, et on lui fait équilibre avec du sable ou de la grenaille de plomb ; on le retire ensuite, on le remplace par des poids marqués, et l'on obtient ainsi le poids du corps avec la plus grande précision. Cette méthode ingénieuse est due à Borda ; elle est très pré-cieuse pour les pesées ; car il est presque impossible de donner la même longueur aux deux bras de la balance.

Une condition essentielle de la balance, c'est que le fléau puisse osciller librement autour d'un axe placé vers son milieu ; on remplit cette condition en fixant dans le fléau et perpendiculairement à sa largeur, un prisme triangulaire d'acier dont l'arête inférieure repose sur le pied de la balance. Cette arête, nommée le couteau, est l'axe autour du quel s'exécutent les oscillations. Elle doit être très fine, car si elle présentait une surface trop arrondie l'axe du fléau changerait dans les diverses inclinaisons, et ne resterait pas à une distance constante des extrémités des bras ; elle doit de plus être formée d'une substance très dure, afin de ne pas être émoussée par la charge de l'appareil. Quand les balances sont destinées à comparer des poids qui vont jusqu'à un kilogramme, il est indispensable de donner au fléau une résistance assez grande, et au couteau une forme légèrement arrondie ; de là viennent des frottements considérables qui ne permettent pas de peser avec une approximation plus grande qu'un milligramme. Quand on veut, au contraire, comparer des poids très petits, qui ne dépassent pas le gramme, par exemple, on se sert de balances très légères dont le fléau est une simple aiguille, et l'on pousse l'approximation jusqu'à un dixième de milligramme.

Les points de suspension des bassins doivent être invariables dans toutes les positions du fléau ; si ces points venaient à changer, les bassins agiraient à des distances différentes de l'axe, et il serait impossible de peser les corps avec précision. Pour rendre les points de suspension fixes on suspend chaque bassin au moyen d'un étrier.

Afin de reconnaître si le fléau dans la balance est horizontal, on adapte perpendiculairement à ce fléau une aiguille dont la direction passe par l'axe fixe. L'extrémité de l'aiguille parcourt un secteur divisé. Lorsque le fléau est horizontal, l'aiguille s'arrête au zéro de la division, et lorsqu'il est plus ou moins incliné, elle marque un plus ou moins grand nombre de degrés à partir de ce point. Pour obtenir le poids exact d'un corps, il n'est pas besoin d'attendre que l'aiguille soit verticale, il suffit qu'elle fasse des oscillations d'une égale amplitude de chaque côté du zéro.

POIDS D'UN LITRE, OU DENSITÉ, DE DIVERS LIQUIDES.

	grammes.
Eau distillée.	1000
Acide acétique la plus concentré	1063
— hydrochlorique à 22°	1180
— nitrique le plus concentré	1510
— sulfurique à 66°	1847
Alcool absolu.	797
— du commerce à 33°	863
— faible, eau-de-vie à 22°.	923
Ammoniaque liquide à 22°	923
Ether acétique.	917
— hydrochlorique.	914
— nitrique.	911
— sulfurique , 56° B.	758
— sulfurique pur, à 63° B.	729
Huile de baleine.	923,3
— d'amandes douces.	917
— de faine.	917,6
— de lin.	940,3
— d'olive.	915,3
— de pavot.	928,8
— de ricin.	940,9
Huile volatile de térébenthine.	869,7
Lait de vache	1032,4
— de chèvre.	1034,1
— de brebis.	1040,1
— d'anesse.	1035,5
Petit-lait de vache clarifié.	1019,3
Vin de Bordeaux.	993,7
— de Bourgogne.	991,7
— de Madère.	1038,2
— de Malaga.	1022,1
Vinaigre blanc d'Orléans.	1013,5
Vinaigre distillé.	1009,5

ABRÉVIATIONS USITÉES DANS LES FORMULES.

R. , Pr :	—	Recipe, prenez.
F. S. A.	—	Fiat secundum artem, faites selon l'art.
M.	—	Misce , mêlez.
Div.	—	Divisez.
Solv.	—	Dissolvez.
Fasci.	—	Fascicule ou brassée, ce que le bras plié peut embrasser.
Man.	—	Manipule ou poignée, ce que la main peut empoigner.
Pug.	—	Pincée, ce qu'on peut prendre avec les trois premiers doigts de la main.
Cyath.	—	Verrée.
Coch.	—	Cuillerée.
Gutt.	—	Goutte.
N°	—	Le nombre de morceaux, de parties.
Ana ou ââ	—	De chaque.
P. E.	—	Parties égales.
Q. S. ou S. Q.	—	Quantum satis, suffisante quantité.
Q. V.	—	Quantum volueris , ce que vous voudrez.
Pulv.	—	Poudre.
Tinct.	—	Teinture.
℔	—	Livre.
℥	—	Once.
ʒ	—	Gros.
℈	—	Scrupule.
Gr.	—	Grain.
Pil.	—	Pilule.
Pot.	—	Potion.

DE LA LOTION OU LAVAGE.

On donne le nom de lotion ou lavage à l'opération par laquelle on prive , au moyen d'un liquide , les corps des matières qui les salissent ou les rendent impurs.

La lotion est donc effectuée dans le but :

Ou d'enlever seulement les matières étrangères qui adhèrent à la surface des substances,

Ou d'extraire quelques principes surabondants dans certaines substances organiques,

Ou de purifier les corps.

Voyons en quoi consistent ces trois modes de lotion :

1° Lorsqu'on veut effectuer la lotion pour enlever les matières étrangères qui adhèrent à la surface des substances, on place celles-ci dans un grand vase dans lequel on verse de l'eau et on agite ce liquide pour détacher la matière étrangère dont on veut débarrasser ces substances ; on réitère cette opération plusieurs fois, jusqu'à ce que la dernière eau sorte claire.

On pratique cette opération le plus souvent sur les racines, les bulbes', auxquels adhère de la terre. Lorsque le simple lavage à l'eau ne suffit pas pour enlever toute la partie terreuse, on brosse ces substances dans ce liquide.

On lave encore de cette manière la gomme arabique pour en séparer les corps étrangers et une matière extractive amère qui en recouvre la surface.

2° Lorsqu'on opère la lotion pour extraire certains principes surabondants, on laisse tremper pendant quelque temps la substance organique, et on renouvelle l'eau autant de fois qu'il est nécessaire pour dissoudre en assez grande quantité ce même principe.

On soumet ainsi à la lotion la rhubarbe récemment récoltée, afin de la priver du principe mucilagineux qui abonde dans cette racine et qui par sa présence nuirait à la dessiccation de cette substance organique.

3° Pour effectuer la lotion dans le but de purifier les corps, on agit ordinairement sur les précipités, ou sur les sels, ou sur les alcaloïdes.

Le liquide qui sert à laver ces corps est de nature très différente. Ainsi on emploie :

L'eau,   Quelquefois des acides.
L'alcool,

L'eau est le liquide le plus souvent employé.

. Le lavage, dit M. Soubeiran, se fait par décantation, ou sur un filtre. Nous ajouterons qu'il se fait aussi dans un entonnoir ou par la méthode de déplacement.

Indiquons comment on pratique ces divers modes de lotion.

1° LOTION PAR DÉCANTATION.

La décantation, dit M. Soubeiran, est une opération qui consiste à séparer les liquides des dépôts qu'ils surnagent. Comme la filtration, elle a pour but d'isoler les particules liquides des matières solides; elle en diffère par la manière de procéder.

La décantation s'effectue de différentes manières : opère-t-on sur une grande quantité de matière, on doit employer une grande masse d'eau pour laver.

Le plus souvent on opère dans une grande terrine; ainsi a-t-on à laver le kermès minéral, le soufre doré d'antimoine, le carbonate de magnésie, on les agite avec beaucoup d'eau pour dissoudre la potasse ou la soude qui peuvent adhérer à ces précipités, on abandonne le tout jusqu'à ce que ces corps se soient bien séparés et tombés au fond du vase. Alors on décante l'eau en soulevant le vase d'un côté, afin de faire écouler le liquide.

Ce moyen de lotion et de décantation est pratiqué aussi lorsqu'on prépare le peroxyde de fer gélatineux. Après avoir déterminé la précipitation de cet oxyde en décomposant la dissolution de sulfate de fer peroxydé par l'ammoniaque, on lave le précipité pour lui enlever l'alcali volatil et le sulfate d'ammoniaque qu'il peut avoir retenus.

Dans les arts, dans les travaux en grand, par conséquent, on opère la décantation par un procédé très facile, on lave les composés que l'on a préparés, comme par exemple le bleu de Prusse, dans de grands vases en terre et mieux encore dans des barriques cylindriques, et lorsque le dépôt s'est formé, on décante l'eau en la faisant couler par un trou pratiqué un peu au-dessus du dépôt même.

On pratique d'ailleurs, dans la hauteur du vase, plusieurs trous, que l'on tient bouchés pendant le lavage, et lorsqu'on veut opérer la décantation, on ouvre le trou qui est le mieux placé pour faire écouler l'eau.

Dans une infinité de circonstances, alors surtout que l'on opère sur de petites masses, on préfère l'emploi du syphon. Ce moyen est souvent employé dans les laboratoires.

Le syphon le plus simple est un tube recourbé sur lui-même, de manière à avoir à peu près la forme d'un V renversé, dont une des branches est plus longue que l'autre. On plonge dans la liqueur la branche la plus courte, qui se remplit jusqu'à son niveau ; et en aspirant par l'extrémité de l'autre branche, le liquide s'élève dans le syphon, le remplit bientôt et continue de s'écouler jusqu'à ce que le liquide soit abaissé jusqu'à l'extrémité inférieure de la petite branche.

En faisant l'aspiration par la branche la plus longue, on fait le vide dans le syphon, et le liquide dans lequel il est plongé, monte et le remplit, il s'écoule par la pression de l'air qui pèse sur le liquide ; et l'écoulement continue et par l'effet de la même pression et par le poids de la colonne du liquide contenu dans la branche la plus longue, qui est plus considérable en raison de sa plus grande longueur que dans la branche la plus courte.

Si le liquide à décanter est de nature telle que l'on puisse craindre d'en aspirer en faisant le vide dans la capacité du syphon, on adapte, vers l'extrémité de la grande branche, un second tube étroit qui remonte le long de cette branche et par lequel on fait l'aspiration. On a le soin de boucher l'extrémité du syphon avec le doigt au moment où l'on aspire, et on l'enlève pour donner passage au liquide aussitôt que celui-ci est descendu jusques près de cette extrémité.

On peut faire usage du syphon de Hempel, lorsque les liqueurs dégagent des vapeurs dangereuses à respirer. Ce syphon est mis en fonction au moyen d'un entonnoir qui, par un long tube soudé à sa douille, vient s'adapter à la courbure de la branche la plus courte du syphon. Pour

s'en servir on adapte l'extrémité inférieure du long tube
soudé à l'entonnoir, à la courbure de la courte branche, et
on le plonge ainsi disposé dans le vase contenant le liquide ;
on bouche avec le doigt l'extrémité du tube le plus long et l'on
verse par l'entonnoir du même liquide que l'on veut décanter
pour remplir le syphon, et dès qu'il est plein on enlève
l'entonnoir et en même temps le doigt pour laisser couler
le liquide.

Quand les liqueurs sont renfermées dans des vases à ouverture étroite, on se sert avec avantage du syphon de Bunten.
Ce syphon diffère du syphon ordinaire en ce qu'il est muni
d'une boule à la partie supérieure de la branche la plus
longue.

Pour en faire usage, on remplit les deux branches du
syphon et on le retourne promptement pour plonger dans
le liquide la branche courte, et bien que la branche soit
en partie vidée le courant du liquide se maintient.

Dans quelques circonstances on met en jeu le syphon
en comprimant le liquide contenu dans le vase; mais alors
il est nécessaire que la branche qui pénètre dans le liquide,
soit bien adaptée à l'ouverture du vase, afin que l'air ne
puisse pas sortir, lorsqu'on en introduit de nouveau. Pour
opérer l'introduction de l'air, on fait passer par l'ouverture du
vase un tube droit, et c'est par lui qu'on souffle de l'air.
Par ce moyen on augmente la quantité d'air dans le vase
et par conséquent la pression intérieure; le liquide monte dans
le syphon, le remplit et coule par la branche la plus longue.

Quand on ne doit soutirer que de petites quantités de
liquide, on le fait commodément avec une pipette. Le moyen
de s'en servir est très facile. On plonge l'extrémité effilée dans
la liqueur, et l'on aspire avec la bouche pour faire monter
le liquide et remplir en grande partie la pipette; bouchant
alors avec le doigt un peu humecté l'ouverture supérieure,
on retire l'instrument pour faire écouler le liquide soutiré dans
le vase destiné à le recevoir.

On se sert avec plus d'avantage d'une pipette où l'on

pratique l'aspiration au moyen d'une poire en gomme élastique, qui est adaptée à la partie supérieure du tube. Ordinairement dans ces pipettes le tube est droit dans toute
sa longueur.

Lorsqu'on veut aspirer un liquide au moyen de cette
pipette, on déprime la poire de gomme élastique en la
pressant dans la main, on introduit en même temps l'extrémité effilée dans la liqueur et aussitôt on cesse la com-
pression de la poire qui reprend son premier volume, en
aspirant l'air contenu dans la boule de verre, qui se remplit
par l'ascension de la liqueur. Pour vider la pipette on com-
prime de nouveau la poire en gomme élastique.

2° LOTION SUR UN FILTRE.

On pratique la lotion sur un filtre pour les précipités peu
abondants. On projette alors sur la matière de l'eau en la
versant lentement et la dirigeant avec une baguette.

Ce procédé de lotion a le défaut que souvent le liquide
se fait des routes qu'il traverse avec rapidité, de sorte qu'il
ne pénètre point dans tout l'intérieur de la masse, et le lavage
est incomplet. On a moins à craindre cet inconvénient quand
on opère sur de petites quantités de précipité.

Pour laver les précipités on a imaginé une bouteille à lotion,
elle porte un bouchon muni d'un tube droit qui ne doit pas
dépasser intérieurement le bouchon, et d'un tube en S qui
plonge jusqu'au fond du vase. Quand on renverse cette
bouteille, l'eau sort en filet par l'extrémité du tube droit,
et l'air rentre à mesure par le tube en S.

M. Berzelius a aussi imaginé une bouteille à laver les
précipités; elle est moins compliquée que la précédente. Le
bouchon est traversé par un seul tube droit qui pénètre
bien avant dans le liquide. Pour s'en servir on souffle fortement par l'extrémité du tube, de manière à introduire de
l'air dans la bouteille. L'eau en sort alors avec assez de
force par l'extrémité du tube, sous l'influence de la pression
intérieure; le jet rapide qui en résulte est fort utile pour

détacher les matières qui se sont attachées aux parois du filtre, et pour les précipiter vers le fond.

On peut remplacer la bouteille à laver de M. Berzelius par la pipette à poire élastique, on peut déterminer un jet assez fort pour produire le même effet, en comprimant la poire élastique convenablement, après avoir rempli d'eau la boule de verre.

3° LOTION DANS UN ENTONNOIR OU PAR LA MÉTHODE DE DÉPLACEMENT.

On pratique ce mode de lotion pour laver et pour pu_ rifier certains sels.

On opère à cet effet, par cette méthode, pour laver et purifier le sel de nitre en lui enlevant le nitrate de chaux ; on en fait quelquefois usage pour enlever à ce sel le chlorure et la poussière qui le salit.

On traite de même parfois le nitrate d'argent cuprique pour dissoudre le nitrate de cuivre qu'il contient.

Pour pratiquer ce mode de lavage ou de purification, on dispose un entonnoir en verre, dans lequel on a mis du coton dans la douille, sur un bocal, on l'emplit du sel en poudre grossière que l'on veut laver et purifier, et on y fait tomber à sa surface de l'eau distillée au moyen d'une pipette. On dispose un disque de papier sur le sel, et c'est sur ce disque que l'on fait tomber l'eau de lavage.

On cesse de laver quand la liqueur sort claire de la douille de l'entonnoir, ou lorsqu'on juge par des essais que les sels étrangers ont été complétement dissous.

DE LA FILTRATION.

La filtration est une opération au moyen de laquelle on sépare d'un liquide les molécules qui n'y sont que suspendues, en lui faisant traverser un corps dont les pores très serrés permettent seulement la pénétration du liquide.

L'appareil qui sert à opérer la filtration est appelé filtre.

Les matières employées le plus ordinairement à la filtration sont le papier, les étoffes de laine, celles de coton, le feutre, le coton cardé, le sable, le verre, le charbon.

On détermine le choix des matières à employer, en ayant égard à la nature de la liqueur à filtrer.

En considérant les diverses méthodes que l'on suit pour opérer la filtration au moyen des diverses matières sus-mentionnées, on procède par quatre modes qui sont :

1° Filtration au papier qui est la plus généralement employée.

2° Filtration à travers divers tissus.

3° Filtration à travers des poudres plus ou moins grossières.

4° Filtration par capillarité.

1° FILTRATION AU PAPIER.

Pour faire cette opération d'après ce mode, on plisse un feuille de papier joseph doublée en forme d'éventail, on ouvre cette feuille de manière à lui donner la forme d'un cône que l'on place dans un entonnoir, de manière à ne pas trop l'enfoncer dans la douille, parce qu'il empêcherait le passage de la liqueur et gênerait la filtration. Il ne faut pas non plus qu'il ne le soit pas assez, car le fond du filtre perdrait ses plis, il s'arrondirait, et, n'étant plus soutenu par les parois de l'entonnoir, il céderait à la pression du liquide et se déchirerait.

Avant de verser le liquide dans le filtre, il faut avoir la précaution de le laver avec de l'eau chaude pour enlever les diverses matières sapides que contient le papier. On a dernièrement signalé la présence d'un sel de plomb dans le papier à filtrer. Le papier communique une saveur désagréable aux premières portions qui sont filtrées, lorsqu'il n'a pas été lavé, et le petit-lait et les liqueurs de table laissent apercevoir un goût particulier, lorsqu'elles ont été filtrées à travers du papier non lavé.

On dispose quelquefois des brins de paille ou des lames de verre dans l'entonnoir, pour empêcher le contact du papier avec les parois de l'entonnoir. Alors la filtration s'effectue d'une manière plus rapide.

Ce mode de filtration est très employé, ont s'en sert jour-
nellement dans les laboratoires pour filtrer les dissolutions
salines, le petit-lait, les teintures alcooliques, le vin, les sucs,
enfin pour tous les liquides qui ont peu de densité.

Quand on a beaucoup de liquide à filtrer, on multiplie les
entonnoirs, ou bien on étend une feuille de papier à filtrer
sur un tissu peu serré disposé sur un chassis qu'on appelle
carrelet.

Cette filtration pratiquée de cette manière s'effectue souvent, et l'on ne doit en faire usage que pour les véhicules qui
ne contiennent aucun principe volatil. On peut obtenir une
filtration plus rapide en disposant la feuille de papier sur
du canevas tendu sur un carrelet; mais pour que le canevas
puisse résister au poids du liquide, on fait un œillet aux quatre
coins qui correspondent avec les clous du carrelet.

Lorsque les liquides à filtrer sont volatils, on les soumet à la
filtration dans un appareil fermé. Nous avons fait confectionner
un appareil à cet effet; il se compose d'un bocal nommé col
droit qui est muni d'une tubulure; à ce bocal est adapté un
entonnoir qui est arrondi à la partie supérieure, formant une
voûte où est pratiqué un col que l'on peut boucher avec
un bouchon usé à l'émeri, et près de ce col on a ménagé
une tubulure d'où part un tube recourbé dont la partie la plus
longue, est adaptée à la tubulure qui existe au col droit.

Lorsqu'on veut se servir de cet entonnoir, on le fixe au
moyen d'un bouchon sur le col droit, on place le filtre, et on
le remplit du liquide, et on bouche tout aussitôt l'entonnoir
avant de verser le liquide, on fait communiquer les deux
vases en fixant le tube recourbé aux deux tubulures dont nous
venons de parler.

On peut avec cet appareil filtrer les liquides les plus volatils, sans que rien se dégage dans l'air.

On filtre encore au papier par la méthode de M. Desmarets;
mais au lieu de se servir du filtre, on réduit en pâte le papier
Joseph en le battant fortement dans un bocal avec le liquide
que l'on veut filtrer, et on verse le tout sur un blanchet ou

dans un entonnoir selon la quantité de matière. Les premières parties qui passent sont troubles, on les remet sur la pâte.

2° FILTRATION A TRAVERS DIVERS TISSUS.

D'après ce que nous avons dit, on sait que le tissu dont on se sert pour filtrer, sont des étoffes de laine, de fil, de coton, de feutre et même de coton cardé.

Les étoffes de laine sont le plus ordinairement de moleton; dans quelques circonstances on se sert de drap. On donne diverses formes à ces étoffes ; c'est ordinairement un morceau carré que l'on appelle blanchet et que l'on étend sur un carrelet. Si on lui donne une forme conique, on appelle ce filtre *chausse d'Hippocrate*. En donnant une disposition particulière à cette chausse d'Hippocrate, on fait le filtre de Taylor, dont nous donnerons la description à l'article des sirops.

Lorsqu'on se sert du feutre pour filtrer, on lui donne toujours la forme conique.

Les filtres de laine sont employés pour filtrer les sirops, les liquides alcooliques, les vins et divers autres véhicules. On doit éviter de s'en servir pour passer les liquides qui tiennent en dissolution un alcali, surtout si on opère à chaud. Le filtre serait attaqué et bientôt percé ; la laine étant suceptible de se combiner avec les matières alcalines et former une espèce de savon.

Mais lorsqu'on a à filrer des quantités plus ou moins considérables de véhicules, qui perdent de leur arôme et d'autres principes volatils, comme les liqueurs de table, on les soumet à la filtration dans une grande jarre munie de son couvercle.

On fixe dans la partie supérieure de la jarre quatre crochets pour y suspendre, par sa partie supérieure, une chausse d'Hippocrate ou un cône de feutre; on verse dans ce filtre la liqueur, et lorsqu'elle est filtrée on la fait couler au moyen d'un robinet pratiqué à la partie inférieure de la jarre, pour la mettre en bouteilles qui sont bouchées exactement.

Si on veut se servir d'étoffes de coton pour filtrer, on prend un carré de moleton de coton que l'on étend sur un chassis, et

à travers lesquels on filtre certains véhicules que l'on ne peut
point filtrer au moyen d'une étoffe de laine.

On filtre quelquefois certains liquides en les faisant passer
à travers de coton cardé, ce que l'on fait en plaçant ce coton
dans la douille d'un entonnoir, dans lequel on verse de l'huile
essentielle. Cette filtration s'effectue très lentement, goutte
à goutte.

Les filtres de toile sont d'un assez grand usage dans les
laboratoires; on leur donne différentes formes; quelquefois
c'est un carré de toile étendu sur un chassis, et ainsi disposé
on s'en sert pour filtrer des liqueurs qui contiennent un
dépôt pulvérulent abondant; les premières portions de liquide
passent troubles, mais bientôt le diamètre des pores du
filtre se trouve diminué par l'interposition du précipité et
la liqueur passe claire. On reverse sur le filtre les premières
portions qui ont passé troubles.

On donne parfois la forme conique au filtre de toile, afin
qu'ils débitent dans un temps donné une plus grande quantité
de liqueur. On se sert de ce filtre pour passer la liqueur
alcaline qui provient de la décomposition du carbonate de
potasse par la chaux, afin de préparer la pierre à cautère.
On le fait avec de la toile blanchie.

3° FILTRATION A TRAVERS CERTAINES POUDRES.

Ces poudres dont on se sert pour filtrer sont le verre,
ou le charbon animal ou végétal.

On filtre par ce moyen les acides, les sirops dans les
raffineries du sucre et dans les laboratoires des pharmaciens
et des confiseurs.

On s'en sert aussi pour clarifier l'eau, et à cet effet, il existe
des fontaines à filtrer.

Pour filtrer des acides, on met dans un entonoir d'abord
des morceaux de verre grossier, puis du plus petit et enfin
du verre pilé; c'est sur cette dernière couche que l'on verse
le liquide, il dépose à la surface les matières qui troublent

sa transparence, et il s'écoule par le bec de l'entonnoir. Il faut avoir la précaution de faire tremper le verre qui doit entrer dans la composition d'un filtre, dans l'acide muriatique concentré qui dissout toutes les matières terreuses adhérentes, et de laver à grandes eaux pour séparer tout l'acide excédant.

Le sable siliceux, bien lavé, est employé quelquefois pour filtrer des acides étendus.

On se sert également du charbon pour opérer la filtration des sirops et surtout de l'eau dans les pays où l'on ne boit que de l'eau de rivière, on a alors recours à l'emploi, comme nous l'avions dit, des fontaines à filtrer.

Nous ne parlerons pas non plus ici de la filtration du sirop par le charbon au moyen du filtre de Dumont, nous réservant de le décrire lorsque nous traiterons des sirops.

On se sert encore pour filtrer l'eau de certaines pierres porreuses qui laissent passer ce liquide transparent en retenant les matières qui étaient en suspension.

4° FILTRATION PAR CAPILLARITÉ.

La filtration opérée par ce mode est peu employée, on la pratique dans quelques circonstances pour filtrer les huiles volatiles.

Pour la mettre en pratique, on met les huiles troubles dans un vase que l'on incline et dans lequel on place une mèche de coton qui plonge dans la liqueur et dont l'extrémité libre se prolonge au-dessous du vase qui contient le liquide; mais pour que la filtration puisse s'effectuer, il faut, avant de disposer ainsi la mèche, l'humecter avec de l'huile volatile claire, de la même espèce de celles que l'on a à filtrer.

DE LA NOMENCLATURE PHARMACEUTIQUE.

Si la nomenclature pharmaceutique présentait avant la création de la science pharmaceutique un ensemble d'expressions plus ou moins défectueuses et inexactes, elle offrait depuis la

nouvelle nomenclature chimique une réunion bizarre de dénominations anciennes et modernes. Cependant les progrès rapi-
des qu'a faits de nos jours la pharmacie, exigeait un perfec-
tionnement dans son langage, afin de le mettre en harmonie
avec les connaissances nouvellement acquises. La perfection
de langage, a dit Condillac, indique la perfection des
sciences. Et si la nomenclature pharmaceutique est restée assez
longtemps en arrière des autres sciences, c'est qu'il existait
de grandes difficultés pour créer des expressions nouvelles; un
célèbre pharmacien, Cadet Gassicourt, a démontré dans un
excellent article inséré dans le *Bulletin de pharmacie* (1) la
nécessité qu'il y avait de réformer la nomenclature pharmaceutique ; mais il a en même temps reconnu combien de difficultés présentait cette entreprise.

Que les auteurs de la nomenclature chimique, en suivant les
principes d'une saine logique, aient pu facilement modifier,
corriger les noms existants, créer des expressions, enfin
composer une nouvelle nomenclature, cela se conçoit très
bien. Dans le moment qu'ils se sont occupés de ce travail, on
avait des idées positives sur la nature des corps. Ainsi, il
ne leur a pas été difficile de donner d'abord une dénomination
exacte aux corps simples, et ensuite aux corps composés.
En raprochant entre eux ceux qui avaient le plus de rapport, on
les a grouppés en ordre, en genre, on a formé des noms génériques, et on est arrivé à donner des noms aux espèces,
même on a pu indiquer par des noms particuliers les degrés
de compostition que les corps subissent en se combinant
entre eux dans des proportions différentes.

Mais il n'en est pas de même en pharmacie, car il ne paraisait
pas que les principes d'une saine logique pussent être appliqués
à la dénomination des médicaments dits *galéniques*. Le grand
nombre de ces préparations, le peu de connaissances que l'on
a sur le mode de réaction des subtances qui les composent,

(1) Tom. 3, p. 345 et suiv.

et leur composition très variable, semblaient offrir de si grandes difficultés qu'aucun pharmacien n'osait entreprendre la réforme de la nomenclature de la pharmacie.

Cependant M. Chereau, animé d'un zèle constant pour sa profession, conçut l'idée de réformer son langage, et plus l'entreprise parut difficile et les obstacles grands, et plus il mit de la persévérance à les surmonter tous. Aussi a-t-il composé une nouvelle nomenclature.

Pour connaître cette nomenclature on n'a qu'à consulter le premier tableau qui est à la suite de cet article, que l'auteur a donnée dans son *Traité de nouvelle nomenclature pharmaceutique*. A la suite de ce tableau nous en donnons deux autres, l'un relatif à la nomenclature de MM. Henry et Guibourt, et l'autre relatif à la nomenclature de M. Béral.

Mais M. Chereau, ainsi que les auteurs qui sont venus après lui, n'ont perfectionné qu'en partie le langage pharmaceutique; les expressions qu'ils ont créées, n'ont porté que sur les produits des opérations, et l'on n'a pas généralement des expressions ou des noms pour indiquer les opérations au moyen desquelles on obtient les médicaments. On confond même le plus souvent sous une même dénomination et le produit et l'opération. N'est-il pas convenable, lorsque nous sommes éclairés par le flambeau de la philosophie, de séparer la cause et l'effet, et cessons de vouloir qu'un sirop, qu'un électuaire soient des opérations, lorsqu'ils ne sont que le résultat d'une puissance, ainsi que le fait remarquer Morelot dans son *Traité de pharmacie*. M. Schwilgué, après Morelot, a senti la nécessité de dintinguer l'opération du produit, aussi, il créa le mot *infu-sum* pour désigner le résultat obtenu par l'infusion : son exemple a été suivi, et bientôt après, on forma les mots *maceratum, decoctum* pour exprimer les produits de la macération et de la décoction. On a traduit ces mots en français, et l'on a donné les dénominations *d'infusé*, de *maceré* ou *macéralé*, et de *décocté*.

En faisant l'application de ces exemples à toutes les opérations pharmaceutiques, on peut créer, pour désigner les opérations de nouvelles expressions, en les faisant dériver de celles déjà employées pour indiquer les produits des opérations. Lorsque cette ressource est insuffisante, nous nous adressons à la langue latine, et quelquefois à l'exemple de M. Chereau, à celle des Grecs.

En començant par les médicaments qui ont l'eau pour excipient et que l'on obtient par solution, macération, infusion, et par décotion, on pourrait désigner les opérations par les mots suivants : *hydro-solution*, *hydro-macération*, *hydro-infusion*, *hydro-décoction*; et leurs produits par les expressions *d'hydro-soluté*, *d'hydro-macératé*, *d'hydro-infusé*, *d'hydro-décocté*.

Pour rendre ces dénominations plus simples on devrait, ce semble comme l'usage l'a établi, retrancher le mot *hydro*, et il devrait être convenu que toutes les fois que l'on dirait *solution*, *macération*, *infusion* et *décoction*, on indiquerait que ces opérations sont faites avec l'eau, et les produits seraient des *solutés*, *macérés*, *infusés et décoctés*.

Quant aux médicaments qui sont préparés en distillant de l'eau seule ou avec quelques substances, on se servirait du mot reçu *distillations* pour désigner l'opération, et l'on exprimerait aussi les produits par les noms en usage, tels que par exemple : eau distillée, eau distillée de mélisse, eau distillée de fleurs d'oranger, etc.

Pour les médicaments qui sont préparés avec le vin, quelque soit le mode opératoire que l'on pratique pour les obtenir, on dirait vin de..... ou *vinolé* pour déterminer le produit, et on se servirait de l'expression *vinolation* pour désigner l'opération.

Pour les médicaments qui ont la bière pour excipient, on devrait dire *brutolé* pour nommer le produit médicamenteux, et on exprimerait l'opération par le mot *brutolation*.

Les médicaments dont le vinaigre sert de véhicule, fourniraient pour produit un *acétolé*, qui serait donné par l'opération désignée par le mot *acétolation*.

Pour les médicaments liquides dont l'excipient est l'alcool, on aurait à établir deux ordres d'opérations et deux genres de produits. Dans le premier ordre on comprendrait les opérations au

moyen desquelles on obtient les produits par solution , macération et digestion , on les désignerait sous le nom suivant :
alcoolation , et les divers produits seraient nommés *alcoolés.*
Dans le deuxième ordre seraient renfermées les opérations
pratiquées au moyen de la distillation , et l'on aurait le mot
alcoolatation et les produits seraient appelés *alcoolatés.*

Pour les médicaments liquides éthérés et que l'on prépare
par solution et digestion , on aurait, pour désigner les opérations , le mot *éthérolation* , et pour les produits, le nom des
éthérolés.

Par rapport au médicaments qui ont l'huile fixe pour excipient , on dirait pour l'opération *oléolation* et *oléolé* pour désigner le produit.

Relativement aux médicaments qui se préparent avec les
huiles volatiles , on dirait *oléolulation* pour indiquer l'opération *et oléolulé* pour déterminer le produit.

Il est des médicaments liquides qui ont pour la plupart l'eau
pour excipient , ces médicaments qui sont magistraux, sont
les potions , les mixtures, les juleps, les loochs ordinaires, les
gargarismes , les lavements , les injections etc. ; eh bien , on
indiquerait par un nom générique le mode par lequel on les
obtient, et on se servirait du mot *hydrolation* pour nommer
l'opération et celui *d'hydrolé* pour désigner les médicaments
que nous venons de nommer. MM. Henry et Guibourt se servent
de cette dernière expression pour désigner ces produits et
bien d'autres.

Il est encore des médicaments qui ont aussi l'eau pour véhicule, et ces médicaments sont les émulsions, les loochs blancs
et les collyres, on dirait *émulsionation* pour indiquer l'operation
au moyen de laquelle on obtient une *émulsion* , *églecmation*
pour désigner toute opération donnant pour résultat un *looch
blanc* ou une *émulsion* factice, *collyration* pour dénommer l'opération par laquelle on prépare les *collyres.*

On aurait de même à nommer une infinité d'opérations que l'on
pratique en pharmacie, on dirait *amidation* pour désigner l'opération par laquelle on obtient l'amidon , *espéciation* pour avoir

les espèces, *pulvérisation* pour les poudres simples et *pulvisation* pour les poudres composées, *électuairation* pour les conserves, les électuaires, confections et opiats ; *tablettation* pour les tablettes; *pastillation* pour les pastilles ; *massation* pour les pâtes ; *pilulation* pour les pilules et les bols ; *pommation* pour les pommades ; *cération* pour les cérats; *onguentation* pour les onguents ; *emplastration* pour les emplâtres ; *sparadraption* pour les sparadraps, la toile de mai, le taffetas gommé, le taffetas épispastique, le papier à cautère, le papier épispastique ; *cataplasmation* pour les cataplasmes ; *sinapisation* pour les sinapismes ; *vésicatoration* pour les vésicatoires ; *bugination* pour les bougies médicamenteuses; *pessération* pour les pessaires.

On pourrait encore dire *juscation* pour désigner les opérations au moyen desquelles on prépare les bouillons. On dirait encore *mucation* pour les mucilages ; *inspissation* pour les extraits ; *siropation* pour les sirops ; *gélatination* pour les gélées, *sucation* pour les sucs.

On aurait à donner encore des noms aux opérations au moyen desquelles on obtient divers véhicules. Ainsi on exprimerait par le mot *vinification* l'art de préparer le vin, par le mot *acétification* les moyens que l'on met en usage pour convertir le vin en vinaigre; par la dénomination de *alcoolification*, on exprimerait l'art d'obtenir l'alcool; le mot *éthérification* indiquerait la préparation des éthers. L'expression de *acidification* servirait à faire connaître les opérations par lesquelles on obtient les acides; et le mot *saponification* serait employé pour indiquer l'art du savonnier ; dénominations qui sont pour la plupart adoptées.

Telles sont les nouvelles dénominations que nous proposons. Il nous semble qu'elles peuvent être admises sans qu'il soit nécessaire de les rattacher à une classification quelconque ; il importe de distinguer les différents ordres d'opérations pour leur donner des noms génériques qui leur conviennent.

Nous n'avons pas cru nécessaire de distinguer les médicaments en internes et externes, en modifiant la terminaison des dénominations, comme l'a fait M. Béral, attendu que cela ne change en rien aux règles que l'on doit suivre dans leur préparation.

Afin que l'on puisse juger plus facilement de l'ensemble des améliorations que nous proposons pour la nomenclature pharmaceutique, nous allons donner le tableau des dénominations des opérations et des produits. Nous prévenons que nous ne ferons point usage de nòtre nomenclature dans la Pharmacopée de Montpellier, nous voulons laisser au temps le soin de la sanctionner, ou de la modifier, ou de la rejeter.

NOMS DES OPÉRATIONS.	NOMS DES PRODUITS.
Alcoolation.	Alcoolés.
Alcoolatation.	Alcoolatés.
Acétolation.	Acétolé ou vinaigre distillé.
Amidation.	Amidon, diverses fécules.
Brutolation.	Brutolés ou bière de.....
Bugination.	Bougies médicamenteuses.
Cataplasmation.	Cataplasmes.
Cération.	Cérats ou cérolés.
Collyration.	Collyres.
Décoction.	Décoctés.
Distillation.	Eaux distillées.
Electuairation.	Electuaires dans lesquels sont compris les conserves, les opiats et les confections.
Emplastration.	Emplâtres.
Emulsionation.	Emulsions.
Espéciation.	Espèces.
Ethérolation.	Ethérolés.
Gélatination.	Gelées.
Infusion.	Infusés.
Inspissation.	Extraits.
Mucation.	Mucilages.
Massation.	Pâtes.

Oléation.	Oléolés ou huiles.
Oléolulation.	Oléolulés ou huiles volatiles.
Onguentation	Onguents.
Pastillation.	Pastilles.
Pessération.	Pessaires.
Pilulation.	Pilules et bols.
Pommadation.	Pommades.
Pulvérisation.	Poudres simples.
Pulvisation.	Poudres composées.
Pulpation.	Pulpes.
Siropation.	Sirops et miels.
Sparadraption.	Sparadraps parmi lesquels on comprend la toile de mai, le taffetas gommé, le taffetas épispastique, le papier à cautère, le papier épispastique.
Sucation.	Sucs.
Tablettation.	Tablettes.
Vinolation.	Vins ou vinolés.
Vésicatoration.	Vésicatoires.
Eglegmation.	Loochs.
Juscation.	Bouillons médicinaux.
Hydrolation.	Hydrolés dans lesquels on comprend les potions, les les mixtures, les juleps, les loochs ordinaires, les gargarismes, les lavements, les injections, etc.

Nous allons exposer quelques observations sur la nomenclature de M. Chereau, et pour simplifier notre marche, nous les appliquerons à celle de MM. Henry et Guibourt et de M. Béral.

M. Chereau, en divisant les médicaments en *chronizoïques* et *achronizoïques*, a cru utile de donner une terminaison particulière aux noms génériques qu'il a formés pour désigner ces derniers. En examinant son tableau de nomenclature et de classification, on voit que les dénominations génériques des médicaments chronizoïques ont la terminaison en *es*, en *ats*, et en *ates*, cette dernière seulement pour les amplâtres à oxydes de plomb, qui sont de véritables combinaisons salines ; et on voit que la terminaison des expressions exprimant les genres des médicaments achronizoïques est en *ites*.

Pourquoi M. Chereau a-t-il adopté cette dernière terminaison, lorsqu'elle n'est point conforme aux principes d'une saine logique. Ce nomenclateur a eu raison d'employer la terminaison en *ates* pour les emplâtres sus-nommés, parce qu'en cela il a suivi les principes établis par les nomenclateurs français de donner cette terminaison aux sels formés par les acides en *ique*, tout comme ils ont établi que la terminaison *ite* indiquerait les sels formés par les acides en *eux*. Or, en voyant dans le tableau de M. Chereau le mot *stéarate*, désignant une combinaison saline, on doit croire d'abord que les mots *hydroolites*, *saccharolites*, *mécolites*, *opalites*, *pulpolites*, etc., ont été créés pour dénommer des sels dont les acides sont en *eux*. Ainsi aucun de ces mots ne peuvent point se rapporter aux noms génériques suivants: *eaux magistrales par solution, des préparations magistrales avec le sucre, des mucilages, sucs, pulpes*, etc.

Il est donc évident que ces dénominations sont inexactes, puisque leur signification précise n'est point en rapport avec les objets que l'on veut désigner.

Au reste, est-il nécessaire de donner une terminaison particulière aux noms des médicaments achronizoïques, attendu que certains sont suceptibles de se conserver longtemps, comme les pilules, les électuaires, les sirops, les onguents, les emplâtres et autres qui peuvent être considérés comme des médicaments chronizoïques et achronizoïques; et que d'ailleurs il en est de ces derniers qui deviennent des médicaments officinaux en y ajoutant un condiment pour les conserver, tels sont les macérés, les infusés et les décoctés, pour la préparation desquels on suit les mêmes règles, qu'ils soient destinés à être employés de suite ou à être convertis en sirops.

En n'admettant point dans une nomenclature nouvelle cette distinction de médicaments chronizoïques et achronizoïques, on devrait nommer les produits dont nous venons de parler *hydroolés*, *saccharolés*, *mécolés*, *opolés*, *pulpolés*.

En parcourant les colonnes des dénominations du genre, nous avons vu le mot *oléolats* pour désigner les huiles volatiles liquides, concrètes et empyreumatiques ; ainsi M. Chereau affecte ce mot pour désigner les huiles d'anis de rose, de corne de cerf, etc. En se servant des dénominations suivantes : *oléolat d'anis, oléolat solide de roses, oléolat pyrogénés* de corne de cerf. Ainsi, d'après cet auteur, le mot *oléolat* est synonime d'huile volatile ; ce qui est un vice, une défectuosité de nomenclature.

Le nom d'oléolat, si nous raisonnons logiquement, devrait représenter à l'esprit un médicament qui, par sa préparation, eût quelque analogie avec l'alcoolat. L'oléolat devrait donc être préparé en distillant une huile volatile avec une ou même plusieurs substances, comme cela se pratique pour obtenir les alcoolats. Les huiles volatiles ne sont pas plus d'oléolats que l'alcool n'est un alcoolat. M. Chereau dit que la nomenclature n'est point chargée de décrire, elle définit seulement. En donnant la définition du mot alcoolat, on verrait encore mieux l'inexactitude du mot oléolat, en comparant les deux produits.

Un alcoolat est de l'alcool chargé par la distillation du principe odorant d'une ou de plusieurs subtances. Peut-on dire qu'un oléolat qui est une huile volatile soit chargé du principe odorant d'une ou de plusieurs substances? Non, car c'est tout bonnement une huile volatile dont les propriétés ne dépendent que d'elles-mêmes, tandis que les propriétés de l'alcoolat se rapportent plus aux ingrédients avec lesquels il est composé qu'à l'alcool.

Ce qui prouve encore que la dénomination d'*oléolat* est défectueuse, c'est que nous demanderons comment nommerait-on l'huile d'anis soufré ; pourrait-on dire *oléolat d'anis soufré*, lorsque ce médicament est préparé par digestion ?

D'après tout ce que nous venons d'exposer, nous croyons

qu'il convient de changer le mot *oléolat*, nous nous servirons d'un mot dont nous avons déjà fait usage , celui des *oléolulés* pour désigner les huiles volatiles. M. Béral a proposé le mot *oléulés*; mais nous le trouvons trop voisin du mot *oléolés* employé pour nommer les huiles fixes, et cette approximation de ces deux mots pourrait amener de la confusion dans le langage pharmaceutique.

A présent, en admettant, d'après ce que nous avons dit, le principe que l'on ne doit pas confondre les opérations avec les produits, il en résulterait qu'il existerait une grande lacune dans la nomenclature de M. Chereau, et dans celles de MM. Henry et Guibourt, et de M. Béral. Nous allons remplir cette lacune en créant des dénominations pour exprimer la la puissance d'action par laquelle on obtient les médicaments. Pour cela nous n'aurons qu'à changer la terminaison des noms déjà reçue en *ation*. Ainsi, par exemple, du mot hydroolés nous devrions faire la dénomination hydroolésation ; mais le mot est trop long et nous dirons hydrolation. Nous ferons de même pour tous les autres noms que nous avons à former.

NOMS DES OPÉRATIONS.	NOMS DES PRODUITS.
Hydrolation.	Hydrolés.
Hydrolitation.	Hydrolités.
Hydroolation.	Hydroolés.
Hydrolatation.	Hydrolats.
Hydrolutation.	Hydrolutés.
Saccharolétation.	Saccharolés.
Saccharidation.	Saccharidés.
Oléosaccharolation.	Oléosaccharolés.
Œnolation.	Œnolés.
Oléolation.	Oléoolats.
Alcoolulation.	Alcoolulés.
Alcoolation.	Alcoolés.

Brutolation.	Brutolés.
Oxéolation.	Oxéolés.
Oléolation.	Oléolés.
Oléolatation.	Oléolats.
Oléolulélation.	Oléolulés.
Oléocérolation.	Oléocérolés.
Stéréatation.	Stéréatés.
Opolation.	Opolés.
Amidolation.	Amidolés.
Pulvérolation.	Pulvérolés.
Spéciolation.	Spéciolés.
Hydroolitation.	Hydroolités.
Saccharitation.	Saccharités.
Mucocitation.	Mucocités.
Opopilation.	Opopilés.
Pulpolitation.	Pulpolités.

Telles sont les dénominations nouvelles que nous soumettons aux observations des pharmaciens qui cultivent avec succès la science de la pharmacie.

PHARMACIE GALÉNIQUE

ou

DES MÉDICAMENTS GALÉNIQUES.

La pharmacie galénique est cette partie de la pharmacie qui embrasse tout ce qui est relatif aux opérations et aux moyens par lesquels on prépare un grand nombre de médicaments, en faisant subir différentes modifications aux substances naturelles, sans changer le plus ordinairement leur nature, mais qui, dans quelques cas rares, éprouvent une action chimique déterminée d'une manière atomique.

Ainsi, pour obtenir les médicaments qui sont compris dans la grande classe des médicaments galéniques, nous avons réuni tout ce qui se rattache à leur préparation, comme ce qui est relatif à la partie scientifique, en 9 sections. Ces 9 sections sont, ainsi que nous l'avons déjà déterminé :

1° La collection.   6° L'extraction.
2° La conservation.   7° L'extracto-solution.
3° L'aptation.   8° La mixtion.
4° La division.   9° L'indution.
5° La solution.

Chacune de ces sections est traitée avec l'étendue que comportent les divers objets qu'elles renferment, et on les considère au point de vue scientifique ou philosophique et au point de vue manuel ou pratique.

PREMIÈRE SECTION.

DE LA COLLECTION.

La collection a pour objet d'enseigner les opérations et les moyens à mettre en pratique pour choisir, ramasser, se procurer les matières premières ou drogues fournies par le règne organique et par le règne inorganique, ces matières premières ou drogues devant être employées comme médicaments, soit dans leur état naturel, soit après avoir subi diverses modifications ou divers changements de nature. Elle comprend aussi la partie philosophique qui la concerne.

Pour s'occuper avec fruit de la collection, il faut que le pharmacien se procure les matières premières ou drogues médicinales dont il peut avoir besoin dans son officine et son laboratoire, soit en les faisant récolter lui-même, soit en ayant recours à la voie du commerce, afin de préparer les médicaments qui lui seront demandés.

Les substances qu'il a à recueillir ou à colliger, lui sont fournies par le règne organique et par le règne inorganique. Il doit s'occuper de cet objet avec soin et discernement; car, c'est du choix des premières matières que doit dépendre la bonne qualité des médicaments dont son officine sera pourvue. A quoi lui servirait d'être bon chimiste, de bien manipuler, s'il négligeait de se procurer de bonnes drogues qui impriment, au composé dont elles font partie, le cachet de leur qualité.

Aussi, dirons-nous qu'il est indispensable à un pharmacien, pour faire un bon choix de matières premières ou drogues médicinales, d'avoir des connaissances approfondies:

1° *En botanique.* La science des végétaux lui apprendra à bien connaître ces êtres, à les distinguer, à les étudier dans leur accroissement et leur développement, à apprécier les diverses phases de leur vie, et à se les procurer dans le moment le plus favorable de leur végétation, qui, d'après Vanhelmont, serait le temps où le développement est le plus parfait. Ce développement étant progressif, chaque organe demandera nécessairement une époque particulière pour le récolter. Le pharmacien ne négligera pas de considérer l'influence que le climat, le sol, le lieu, la saison, l'exposition et la culture apportent dans ces êtres organisés.

Il considérera également les végétaux, par rapport à leur état particulier, et saisira l'instant où ils sont le plus abondamment pourvus des principes que l'on y recherche.

2° *En zoologie.* La science des animaux rendra facile l'appréciation de toutes les circonstances qui peuvent avoir quelque influence sur le développement et la croissance des animaux.

Ainsi, il aura égard dans le choix des animaux à leur état particulier et au pays dans lequel ils vivent; on connaît quelle est l'influence du climat sur leur santé et par conséquent sur la formation des principes que leur chair doit contenir. Il aura aussi égard à leur âge, car on n'ignore pas qu'à des âges différents leur chair est aussi pourvue de principes différents.

3° *En minéralogie.* La science des minéraux lui permettra de connaître et distinguer ces corps, d'en apprécier la nature et de faire un choix des plus purs.

Le pharmacien est encore obligé d'avoir des notions très étendues sur l'*histoire naturelle des drogues*; cette science lui fournira les moyens de connaître les matières premières ou drogues médicinales, de les choisir, d'apprécier les diverses altérations qu'elles auront pu subir, de déterminer la substitution d'une drogue à une autre, et de reconnaître leur falsification.

Telles sont les connaissances que doit posséder le pharmacien, s'il veut s'occuper d'une manière avantageuse de la collection.

Pour présenter avec ordre les préceptes sur la collection, nous allons exposer, dans le premier chapitre, des considérations générales et philosophiques sur la récolte des végétaux re-

lativement à leur état particulier et aux influences dues :
1° au climat ; 2° aux lieux et au sol ; 3° à l'exposition solaire ;
4° à la saison ; 5° à la culture.

Nous nous occuperons dans le deuxième chapitre de la récolte des végétaux d'une manière spéciale. Dans le troisième, il
sera d'abord question, d'une manière générale, des animaux,
et nous traiterons ensuite de leur récolte. Sans faire un
quatrième chapitre, nous avons à exposer seulement l'énu-
mération des corps inorganiques que le pharmacien emploie.

CONSIDÉRATIONS GÉNÉRALES SUR LA RÉCOLTE DES VÉGÉTAUX.

Ces considérations se rattachent à l'état particulier des
végétaux, et à l'étude des agents qui ont plus ou moins
d'influence sur la végétation.

ÉTAT PARTICULIER DES VÉGÉTAUX.

Les végétaux sont des êtres qui naissent, croissent et
meurent. Si on met en terre une graine, et qu'elle soit
soumise aux diverses influences qui peuvent en favoriser la
germination, on la voit, dans un temps plus ou moins long,
donner des signes de son existence.

La graine s'abreuve d'humidité, elle se gonfle, et par
l'action salutaire du soleil, le principe vital qui était latent
se réveille, et le germe commence à se développer. Alors
la *gemmule* s'élève vers le ciel et doit constituer la plante
extérieure, tandis que la *radicule*, se dirigeant vers la terre,
doit former la racine.

A peine la gemmule est-elle sortie de terre portant les
signes de son état rudimentaire, et étant pourvue de ses
cotylédons qui fournissent la première nourriture, que les
feuilles radicales paraissent, se multiplient, grandissent; et
lorsqu'elles ont acquis leur entier développement, il sort de
leur milieu une tige qui s'élance et sur laquelle se montrent
d'autres feuilles qu'on appelle *caulinaires*, pour désigner
qu'elles ont pris naissance sur la tige ou *caulis* des botanistes.

Très souvent sur la tige principale croissent d'autres tiges nommées *tigelles*, afin de les distinguer de celles-ci. Ces tigelles ont des feuilles particulières plus petites que celles qui viennent sur la tige principale.

Certains végétaux ne sont formés que de feuilles radicales, et pour toute tige il sort au milieu des feuilles une hampe qui porte une ou plusieurs fleurs.

Les fleurs qui servent d'ornement aux végétaux et qui renferment les organes de la reproduction, ne tardent pas à se montrer ; elles sont formées ordinairement d'un calice d'une corolle et des organes mâles et femelles. Ceux-ci, arrivés à leur complet accroissement et dans les circonstances favorables, se mettent en rapport pour opérer la fécondation des graines renfermées dans l'ovaire ; alors elles grossissent, mûrissent, et le végétal meurt, si sa durée ne doit être que d'une année : on le nomme alors *annuel*.

Les végétaux dont l'existence dure deux années, sont désignés par l'épithète de *bisannuels*. Les phases de leur végétation, c'est-à-dire l'apparition, l'accroissement et le développement de tous leurs organes, s'effectuent dans l'espace de deux années.

Il est des végétaux bisannuels qui, la première année, donnent au printemps des feuilles radicales, d'où sort en été une tige portant des fleurs qui fournissent des graines. Cette tige meurt, et après sa mort se montre un plus grand nombre de feuilles radicales. Ces mêmes feuilles meurent en hiver, et au printemps de la deuxième année les racines poussent pour la troisième fois d'autres feuilles radicales, au milieu desquelles apparaissent plusieurs tiges sur lesquelles naissent des fleurs qui produisent aussi des graines.

Quant aux végétaux vivaces, leur existence durant plusieurs années, ceux qui sont herbacés poussent chaque année une nouvelle tige qui fleurit, et dont les fleurs donnent des graines. Parmi les plantes vivaces, certaines présentent des feuilles radicales avant l'apparition de la tige. La plupart des végétaux, comme les arbrisseaux, les arbustes et les arbres, sont pourvus de bourgeons que nous devons considérer comme des germes particuliers. Ces bourgeons, chaque année et au printemps, se gonflent, leur enveloppe se déchire, et l'on voit sortir les premières feuilles qui croissent et se développent, la tige apparaît, elle s'allonge, de nouvelles feuilles naissent à mesure que la tige croît, et en automne, ces feuilles se fanent, meurent et tombent.

Avant ou après que les nouvelles feuilles ont paru, d'autres bourgeons floraux se gonflent, se déchirent et apparaissent des fleurs en quantité, où la fécondation s'effectue, le fruit se noue, se développe, grossit et mûrit; et dans cet état, il peut servir à la nourriture de l'homme ou des animaux, s'il est manducable, toujours est-il qu'il renferme des graines propres à reproduire des végétaux semblables à ceux qui les ont fournis.

Il est des végétaux qui sont toujours verts, et l'on dirait qu'ils conservent toujours les mêmes feuilles; cependant, chaque année la végétation reprend de l'activité, au printemps, il survient de nouvelles feuilles, et lorsque celles-ci se sont entièrement développées, un certain nombre de feuilles anciennes tombent.

Ainsi, il est évident que les végétaux n'ont point la même durée, et que les principes qu'ils élaborent ne doivent s'y trouver qu'à certaines époques de leur végétation; de là est découlée pour nous la nécessité de les étudier par rapport à leur développement.

En faisant remarquer encore que l'accroissement des végétaux est successif, nous mettrons à profit cet enseignement lorsque nous nous occuperons en particulier de la récolte des végétaux.

Pour apprécier d'autres circonstances qui se rattachent à l'état particulier des végétaux, nous allons avec Carbonell les étudier dans les différentes périodes de leur vie, que cet auteur renferme dans 6 âges, qui sont :

L'enfance, l'adolescence, la jeunesse, l'âge adulte, la vieillesse, la décrépitude.

Voici comment il marque les différents âges :

L'enfance est l'époque de l'apparition et du développement des premières feuilles ;

L'adolescence, quand la feuille paraît et s'allonge ;

La jeunesse, quand les fleurs s'épanouissent ;

L'âge adulte, lorsque les semences commencent à se développer ;

La vieillesse, quand les fruits tombent ;

La décrépitude, lorsque la plante tombe en langueur et périt.

Carbonell, en faisant remarquer que la végétation est plus ou moins active dans ces divers âges ou périodes, et que les différents organes élaborent des principes particuliers, pense que, dans le moment de la récolte des végétaux, on doit avoir égard à leur âge, afin d'obtenir les produits que l'on recherche.

Pour obtenir un semblable résultat, nous devons considérer avec Carbonell :

Que dans l'adolescence ou la jeunesse abonde le principe mucilagineux ;

Que dans l'âge adulte existe les principes amer et résineux ;

Que dans la vieillesse et la décrépitude résultent les principes huileux, amilacés et sucrés.

Ainsi, relativement aux principes que l'on veut obtenir dans les végétaux, il convient de les récolter :

Ou dans l'adolescence et la jeunesse,

Ou dans l'âge adulte,

Ou dans la vieillesse et la décrépitude.

Pour faire apprécier l'importance de ces observations, citons que les nègres mangent les nouvelles pousses de l'apocin qui est un poison violent lorsqu'il est plus développé. En France on sert sur nos tables les pointes d'asperges. Dans certains pays, on fait usage, comme aliment, des pointes du houblon.

Indépendamment de ce que nous venons de dire par rapport à l'influence des divers âges sur la végétation, nous ferons remarquer encore, par de nombreux exemples, que la composition chimique des végétaux varie d'une manière notable aux différentes époques de leur existence. Nous allons rapporter les observations qui sont faites à cet égard par M. Lecanu.

Le principe actif de la chicorée, de l'aconit, de l'opium, de la viorne clématite n'existe pas dans les jeunes pousses; de là vient précisément que la jeune chicorée est à peine amère; qu'en Suède les jeunes pousses d'aconit, en Amérique les jeunes pousses d'asperges, en Toscane les jeunes pousses de la viorne sont mangées en salade, tandis que plus tard, elles ne sauraient l'être impunément.

Les feuilles sont en général plus riches en principes extractifs avant qu'après la floraison; celles du myrthe, par exemple, donnent alors plus d'essence.

Dans l'orge, avant la maturité, Einhoff a rencontré une matière extractive, brune, amère, que la gomme remplaçait dans l'orge mûre.

Jeunes, les écorces du *daphne gnidium et mezereum* ou garou, ont offert à Vauquelin une sorte d'huile volatile vésicante; vieilles, une résine à peu près inerte.

M. Rech a fait une observation analogue sur les fruits du *juniperus communis*: il a trouvé dans les fruits verts de l'huile volatile dans les fruits mûrs; un mélange d'huile volatile et de résine; dans les fruits desséchés, de la résine sans huile volatile.

Suivant M. Berzelius, ces mêmes fruits renfermaient une proportion de sucre considérable à l'époque de leur parfaite maturité, et le voyaient disparaître en se desséchant.

Les fruits du *rhamnus catharticus* contiennent une matière colorante verte, sans traces d'acide libre, tant qu'ils ne sont pas mûrs; quand ils le sont, la matière verte passe au rouge, sous l'influence de l'acide acétique qui se développe.

Selon John, de Berlin, les jeunes fruits du *rhus typhinum* ne contiendraient guère que de l'acide gallique; plus tard, ils contiendraient en outre du bitartrate de potasse, plus tard encore de l'acide gallique , du bitartrate et de l'acide acétique.

50 kilogrammes d'hissope récoltée au moment de la floraison ne fournirent à M. Reybaut que 150 grammes d'huile volatile, tandis que la même quantité récoltée à l'époque où la semence commençait à se former, lui en fournirent 288 grammes. Des tiges de maïs, dont le suc ne marquait que 3° dans le mois de juillet, produisirent dans le mois d'août, après la fécondation , un suc marquant 7°,5.

D'après le docteur Pallas, le sucre ne commencerait à se montrer dans la tige du maïs qu'à l'époque de la floraison. Vingt ou vingt-cinq jours après, lorsque le grain est encore fructescent, il en fournirait 1{100 environ ; enfin 6{100, lorsque la graine est complétement mûre, et n'a plus besoin que de sécher pour être récoltée.

Du suc de la canne à sucre exprimée lors de la floraison, marquait 5° aréométriques, et 14°, quatorze mois plus tard.

Du suc de la betterave, récoltée en automne après la chûte des feuilles, marquait 10°, celui de betteraves semblables récoltées au printemps ne marquait que 5°.

Selon M. Frémy, la pectine que l'on rencontre en si grande abondance dans les fruits mûrs , serait un résultat de l'action exercée pendant la période de maturation, par les acides végétaux, sur une matière analogue au ligneux, quoiqu'elle en diffère essentiellement, en ce que celui-ci n'est pas susceptible d'éprouver une semblable transformation ; en effet, des groseilles vertes broyées avec de l'eau distillée en renouvelant l'eau jusqu'à ce qu'elle cessât d'être acide, fournissent pour résidu une masse sans saveur, sans réaction acide, complétement insoluble dans l'eau , que l'ébullition dans un fluide additionné d'acide acétique ou tartrique convertit en pectine soluble.

Aussi, vient-on à examiner à l'état vert les parties charnues de ces fruits, on les voit formées d'une infinité de petites cellules à parois épaisses et presque entièrement opaques, qu'enveloppe à l'extérieur une matière verte principalement composée de chlorophylle et du principe lignoïde dont il vient d'être fait mention, tandis qu'un suc plus ou moins acide les remplit. Mais, quand le *fruit tourne* à mesure que sa maturation avance, les parois de ces cellules vont toujours en s'amincissant, elles se gonflent, deviennent transparentes, et soit qu'elles finissent par se rompre, soit qu'elles deviennent perméables aux liquides qu'elles contiennent, le contact entre les acides et la matière liquide s'établit, dès-lors la formation de la pectine a lieu.

Ici M. Lecanu donne successivement les résultats qui ont été observés dans la maturation des fruits par MM. Couverchel et Bérard; nous ne le suivrons pas dans cet exposé, nous ne signalerons que les points les plus importants.

Suivant M. Couverchel, la densité du suc d'abricot à partir du 12 mai jusqu'au 27 août, celle du suc de raisin à partir du 1er septembre jusqu'au 16 octobre, auraient été toujours s'élevant, la somme des principes fixes ayant proportionnellement augmenté, sans toutefois que chacun d'eux eût subi la même marche croissante.

Dans le suc du raisin, la proportion de l'acide n'avait cessé de diminuer à partir du 1er septembre jusqu'au 16 octobre, tandis que celle du sucre avait augmenté tout le temps de cette période.

Dans le suc d'abricot, la proportion d'acide avait continué d'augmenter durant la période d'accroissement, et le sucre ne s'y était alors montré qu'en très minime proportion; mais une fois le maximum d'accroissement atteint, la proportion d'acide avait diminué et la proportion du sucre s'était accrue.

D'après M. Bérard, il résulte qu'abstraction faite des modifications qu'éprouve la matière colorante verte, durant la période de maturation, toutes les substances qui composent les fruits verts se retrouveraient très sensiblement au même état, mais non dans la même proportion, dans les fruits mûrs;

Que la somme des matières tenues en solution dans le

suc des fruits charnus, irait toujours en augmentant durant cette même période, et avec elle sa densité ;

Que la proportion de matière sucrée irait toujours en augmentant dans les fruits tant qu'ils croissent; mais il n'en serait pas de même de leurs autres principes : les uns augmentaient d'une manière sensible, notamment l'acide tartrique et le bitartrate dans le suc du raisin; les autres diminuaient de quantité ;

Qu'enfin, passé le terme d'une parfaite maturité, la proportion du sucre diminuait dans les fruits.

M. Bérard a fait ses expériences sur les abricots, les groseilles, les cerises, les prunes reine-claudes, les pêches, les poires et les raisins.

Il est encore un autre genre de corps , nous voulons parler des sels, dont la proportion varie avec l'âge, le sulfate *de chaux*, abondant dans la jeune bourrache, s'y trouve plus tard remplacé par le sulfate et l'azotate de potasse.

Les jeunes végétaux et les plantes herbacées sont infiniment plus riches en sels solubles, que ne le sont les végétaux plus âgés et les arbres ; ceux-ci sont à leur tour plus riches en sels insolubles, tels que les phosphates et les carbonates terreux.

On sait que les plantes herbacées et les parties tendres des arbres donnent par l'incinération une plus grande quantité de carbonate de potasse dont la formation est due à la décomposition par le feu des sels formés par certains acides végétaux.

L'expérience a également démontré que les jeunes pousses des plantes marines ne contiennent que du sel marin, tandis que, lorsqu'elles ont acquis tout leur développement, elles fournissent par l'incinération du carbonate de soude, qui provient aussi de la décomposition par le feu des acides végétaux qu'elles contenaient, et qui ont donné lieu à la formation de l'acide carbonique qui s'est fixé sur la soude.

Nous ne porterons pas plus loin l'examen des sels contenus dans les végétaux, attendu qu'il n'en résulterait pas de grands avantages.

INFLUENCE DU CLIMAT.

En considérant l'influence du climat sur les végétaux, nous ne devrions les récolter que là où ils croissent naturellement et abondamment; mais comme dans la plupart des circonstances on est obligé de les récolter ailleurs, il faut les rechercher dans les contrées qui soient autant que possible analogues à leur climat naturel.

Ainsi, une plante qui croît naturellement en Amérique, dans les pays chauds, ne devrait point être cultivée dans le Nord de l'Europe, mais bien dans le Midi et dans les contrées même du Midi, qui sont le plus en rapport avec les contrées d'Amérique où elle croît spontanément.

Il est des végétaux qui ne sont point susceptibles de s'acclimater dans d'autres contrées ou d'autres pays; et il en est qui, transportés d'un climat dans un autre, y végètent, mais s'y développent mal.

Parmi les plantes qui croissent et se développent dans un grand nombre de climats, on peut citer les végétaux de la famille des graminées.

D'autres végétaux éprouvent des modifications plus ou moins intenses dans leur végétation; ils n'élaborent plus leurs mêmes principes, ou du moins, ceux-ci ont subi de grandes modifications. Ainsi les végétaux qui croissent naturellement dans les contrées chaudes, perdent de leur arome, lorsqu'ils sont transportés dans des pays froids. On voit les lavandes, le romarin, le thym, les orangers, les rosiers fournir dans le Midi de la France, des huiles volatiles plus abondantes, d'une odeur plus forte qu'aux environs de Paris. Mais par contre, si les huiles sont moins abondantes dans les pays froids, elles sont plus suaves; c'est ce qui explique le plus haut degré de suavité dont jouit l'eau de fleur d'oranger de Paris sur celle de Grasse.

C'est évidemment par l'influence du climat que la ciguë qui croît en Grèce, est plus active que celle des régions septentrionales de l'Europe.

L'opium de Smyrne et de Constantinople contient plus de morphine que celui d'Égypte; et celui qui a été cultivé en France ne fournit à l'analyse qu'une très petite quantité de morphine et une proportion assez considérable de narcotine, qui est le principe immédiat que l'on cherche à éliminer dans la plupart des préparations opiacées.

Et à considérer les résultats que Pelletier a obtenus en analysant de l'opium extrait des capsules provenant des Landes, on croirait qu'une question importante est résolue, si on ne les appréciait à leur juste valeur. Pelletier a trouvé dans cet opium de la morphine sans narcotine et dans des proportions plus considérables que celles qui existent dans les meilleurs opiums de l'Orient. Mais, faut-il le dire, ce chimiste a opéré sur de l'opium en larmes obtenu par l'incision, tandis que l'opium du commerce est produit par la concentration et l'épaississement du suc du *papaver sumniferum*, que l'on cultive à Thèbes et autres lieux d'Orient, et l'on obtient ces sucs après avoir retiré par incision des capsules un suc laiteux qui, desséché, constitue l'opium en larmes, sorte d'opium très actif que l'on consomme dans le pays et qu'on ne livre point dans le commerce.

D'ailleurs, d'après les expériences qui ont été faites en Italie et surtout en France par M. Dublanc et M. Petit, de Corbeil, il résulte que nous resterons encore tributaires des peuples d'Asie pour ce produit (1).

Ces expérimentateurs, ayant préparé de l'opium par le procédé suivi en Orient, ont obtenu un produit très inférieur et contenant peu de morphine et une assez grande proportion de narcotine.

Malgré ces résultats, on devrait cependant favoriser la

---

(1) Mais les expériences, qui ont été faites en Algérie sur le *papaver sumniferum*, ont donné des résultats assez satisfaisants pour faire naître l'espérance que l'on pourra se livrer, sur une grande échelle, à la culture de cette plante pour en obtenir du bon opium.

culture du *papaver sumniferum*, pour en retirer la morphine qui remplace l'opium dans une infinité de circonstances.

Le changement de climat est quelquefois avantageux à certains végétaux, leurs principes étant alors moins âcres. La pêche, fruit excellent en Europe, est un poison dans la Perse.

La graine de ricin d'Amérique contient un principe âcre, qui rend son huile trop active; celle provenant du ricin cultivé en France dans les contrées du midi, fournit une huile douce, assez purgative, qui est aussi d'un emploi très fréquent.

Il ne faut donc pas négliger l'influence du climat, aussi ne faut-il pas perdre de vue que dans les pays chauds on trouve les plantes huileuses, aromatiques et très sapides, tandis que dans les régions froides croissent les végétaux aqueux, peu sapides, si nous en exceptons les arbres conifères et les plantes crucifères, qui végètent abondamment dans les climats froids.

INFLUENCE DES LIEUX ET DU SOL.

L'influence des lieux doit aussi être prise en considération, car indépendamment de l'influence du climat, on sait que dans tous les pays croissent des végétaux dans des lieux différents.

C'est ainsi que certaines plantes donnent la préférence aux pays de plaine, d'autres se trouvent mieux sur les montagnes et les coteaux. N'est-il pas des plantes qui se plaisent si bien dans l'eau, qu'elles ne végèteraient pas ailleurs? Aussi les appelle-t-on plantes aquatiques.

Nous pouvons au reste prouver l'influence des lieux par l'observation et l'expérience. Il nous suffira pour cela de citer quelques faits: la vigne qui vient sur les coteaux, donne un raisin très doux, très sucré, tandis que celle qui est placée dans un bas-fond, produit des raisins aqueux et peu sapides.

Les labiées que l'on ramasse sur les coteaux et les lieux

incultes , sont plus aromatiques que celles qui croissent dans la plaine.

Par rapport aux lieux, ne sait-on pas que les ombellifères sont infiniment plus aromatiques dans les terrains secs ; que les crucifères aiment à croître dans les lieux humides et même dans l'eau ; que les solanées , les jusquiames sont plus actives dans le voisinage des lieux habités , sans doute , comme le dit M. Lecanu , parce qu'elles ont besoin de puiser dans l'air ambiant les émanations animales nécessaires à la formation de leur principe actif azoté ; que la pariétaire croît aussi par préférence sur les murailles où elle trouve dans le mortier des corps qui sont nécessaires à sa végétation. Aussi dit-on que cette plante contient des nitrates.

N'est-il pas également reconnu que les bulbes demandent un terrain sec et compacte ; que les racines fibreuses se trouvent mieux dans une terre légère et mobile ; que les plantes maritimes ou marines ne végètent bien que sur les bords de la mer ou dans un terrain arrosé avec de l'eau qui tient en dissolution des chlorures, des iodures et des bromures. Les plantes marines qu'on oblige à croître dans les terres douces non salées , se développent mal, leur végé- tation est lente. Aussi en les incinérant elles ne donnent point de carbonate de soude.

En résumé , les divers terrains contenant différents sels, divers oxydes et d'autres corps de nature différente, il faut donner à chaque végétal le terrain qui lui convient ou l'amen- der, en y ajoutant les corps nécessaires au développement et à l'accroissement du végétal que l'on veut cultiver.

INFLUENCE DE L'EXPOSITION.

L'influence de l'exposition s'identifie en quelque sorte avec celle du climat, puisqu'elle réside dans l'action bien- faisante du calorique provenant du soleil. Cependant il ne faut pas les confondre ; car le soleil exerce une action plus ou moins active sur les végétaux, à raison de ce qu'ils sont plus